BLI NY & SLANK

på rekordtid

DIN GUIDE TIL VARIG VEKTTAP, BEDRE HUD, KROPP & HELSE

AV

Eva Sundene

Copyright: Eva Sundene 2019

Eva Sundene, evasundene.com

INNHOLDSFORTEGNELSE

Kapitel

1

DIN FØRSTE BLI NY UKE

Gratulerer til deg som har bestemt deg for å satse på en bedre livsstil. Nå skal du lære hvordan du hjelper kroppen din til å bli slankere, fastere og flottere i løpet av fire supersunne, smale uker.

Nå er det du som bestemmer, og det er din daglige innsats som skal til for å komme i mål.

Det vet du jo så inderlig godt, og jeg regner med at du både gleder og gruer deg til å sette i gang. Men dette klarer du hvis du virkelig vil. Hver eneste uke fra nå av vil du se og føle forbedringer – og du vil bli hoppende glad for at du gidder å stå på for deg selv.

Enkelt, praktisk, effektivt

Denne boken inneholder konsentrert kunnskap for å få best mulig resultat.

Jeg lagt vekt på at det skal være enkelt og lett å følge. Ikke for mye dill-dall og ikke for mange vanskelige oppskrifter eller øvelser. Det er en plan for hver uke – og jeg vet av erfaring med utallige kvinner at dette gir resultater som er helt suverene.

Lær deg den smarte livsstilen, følg den – en dag av gangen!

Yngre og friskere

Du blir garantert slankere, fastere, sprekere og mye flottere på rekordtid! Du lærer en varig smart livsstil som vil forebygge mange helseplager og bokstavelig talt forsinke hele aldringsprosessen. Det er et faktum at du kan bli mange, mange år yngre enn dåpsattesten når du har en sunn og aktiv livsstil.

Teori før praksis

Det er viktig at du tar deg tid til å lære mest mulig av teorien i kurset – og at du tenker gjennom det, og tilpasser det til deg, din hverdag, til din kropp og virkelighet.

Det er utrolig smart å skrive dagbok fra hele prosessen. Jeg har gjort det mange, mange ganger i mitt liv når jeg har vært nødt til å gjøre store forandringer. Det har ikke bare vært i forbindelse med kropp – men med livsstil generelt, med forhold til partnere, til jobb – til venner.

Å ta seg tenkepauser og tid til refleksjon og ettertanke kan løse mye – og gjøre at frustrasjoner, sinne og skuffelser havner på papiret fremfor å skape og spisse til konflikter.

Så skriv til deg selv – ditt indre, sårbare jeg – om det som både gleder deg, gjør deg stolt – og det som er vanskelig.

Skriv frustrasjonene av deg, og ta en dag av gangen. Da kommer du i mål med glans – selv om det er dager hvor du sprekker og alt synes håpløst. Det er så menneskelig, men da gjelder det å ikke gi opp og seile ned i stakkars-meg-det-nytter-ikke brønnen.

Ikke gi opp

Du sier heller til deg selv: Ja, ja – det var en drittdag i går, og jeg skulle aldri ha dyttet i meg den feite pizzaen og iskremen – og ølen og vinen. Men, men – da betyr det bokstavelig talt "luftsuppe og venteboller" på menyen i dag. Det blir gulerøtter og joggeføtter... Så fortsetter du med målrettet mot i blikket – i retning av ditt nye, flotte jeg.

Viktig å lære seg først

Få en klar målsetning om hvor mange kilo du skal ned i vekt.

Du skal bli kjent med LynDietten og følge menyen for første uke.

Du skal lære deg ditt daglige SlimTrim program.

Bli mer bevisst på fysisk aktivitet og bevegelse.

Bli glad i den kroppen du har - og ta enda bedre vare på den.

Utstyret du trenger – i tillegg til egen kropp

Målebånd, vekt, ringperm, hullemaskin, penn

Print gjerne ut hele boken og lag din egen kurs perm

Sett inn ekstra blanke ark så du kan gjøre notater

Bruk gjerne permen som dagbok og til Selfies underveis

Komfortabelt treningstøy – T-skjorte og tights er bra

Forberedelser til start på LynDietten

Fyll ut figuranalysen så du har full kontroll over vekt og mål

Ta gjerne selfies i undertøyet så du husker hvordan du så ut

Rydd i kjøleskap og matskap, fjern fristelser

Kast sjokolade, smågodt og kvitt deg med snacks, brus etc.

Gå gjennom menyen for første uke, kryss av for det du mangler

Skriv handleliste og kjøp inn det du trenger til dietten

Bli den du egentlig er

Det betyr at du i løpet av kurset skal trene på å både tenke og oppføre deg som den flotte, slanke jenta du gjerne vil være. Hun bor inne i deg, og vil gjerne ut!! Du skal hjelpe til å slippe henne løs – og få en sunnere, slankere livsstil som vil fornye og forynge deg.

Våg å fornye deg

Mange sier at de vil bli slanke, sprekere og se bedre ut. Mange overvektige er rene slankeekspertene fordi de bokstavelig talt har prøvd alt. De hopper på stadig nye dietter og mirakelprodukter uten å få annet resultat enn redusert selvtillit og lettere lommebok. Når de sprekker, så er det aldri deres feil – det er metodene – eller andres.

Hvorfor?

De er redde for å miste beskyttelsen og unnskyldningene som ligger i å være for tykke. Det er også mange som er generelt engstelige for det ukjente, og som føler seg tryggere i sin vante komfortsone. Hva grunnen er varierer med hvem vi er...

Angst er noen skumle greier

Visste du at det ofte er angst som er den underliggende årsak til at vi har problemer med avhengighet? Til mat, til alkohol, til medikamenter, til stoff, til røyk, til sex?

Alt dette påvirker hjernens belønningssenter, og dette senteret krever stadig mer og oftere doser av det "forbudte" for å få utløst lykkehormoner.

Og før vi vet ordet av det er vi helt "hekta".

Vanerøyker

På samme måte som mange er helt avhengig av for mye mat – og trøstespising, var jeg helt avhengig av sigaretter! Gradvis styrte de mye av hverdagen min.

Jeg er jo av en generasjon hvor røyking var superkult, og alle de store stjernene som vi beundret storøyd – var storrøykere. På filmlerretet var de ofte innhyllet i røykskyer... Og vi dumme småjenter, prøvde å kopiere det. Jeg husker hvor forferdelig det både luktet og smakte, men jeg skal si deg at jeg trente på å klare det uten å spy.

Jeg satt foran speilet og trente på å dra inn røyk uten å trekke pusten så det havnet i lungene. Jeg trente på å slippe røyken elegant ut – til og med i røykringer.

Når jeg ser på lille meg fra dagens ståsted, så tenker jeg – hellandussen som du sto på for å bli en av de kule.

Selvsagt ble jeg det – men prisen ble rimelig høy i løpet av livet. Både i kroner og avhengighet.

Innsikt og livsstilsendring var nødvendig

Jeg prøvde å slutte utallige ganger opp gjennom årene, men klarte det ikke. Det var først da jeg leste boken til Allen Carr, Endelig ikke-røyker, for fjørtende gang at det gikk opp for meg med en smell at jeg var livredd for å leve uten de forurensende giftpinnene. Da gikk jeg i meg selv, og jeg måtte innrømme at jeg var redd for at livet ville bli rett og slett helt annerledes når jeg ikke hadde suttekluten min.

Farvel til redsel – velkommen til frihet

Jeg visste ikke om jeg skulle le eller gråte – for jeg må innrømme at jeg følte meg skikkelig dum som ikke hadde sett sammenhengen. Skal si jeg gikk i tenkeboksen den dagen. Og jeg bestemte meg for å ta tak i hele angst problemet og rett og slett slutte! Boken hjalp meg så utrolig.

Heldige meg - ikke stakkars...

Jeg lærte blant annet å fokusere på alle fordelene som ikke-røyker. Jeg lærte å se på røykere med medlidenhet – ikke misunnelse. "Stakkars dere som sliter med denne forferdelige avhengigheten. Så heldig jeg er som slipper det" osv.

Dette er mange år siden nå, og det er helt uforståelig at jeg var hekta i så mange år. Jeg som var en kjent Shape-Up redaktør og ekspert på skjønnhet, helse og trening i alle former og fasonger? Gradvis ble røyking mer og mer ute av bildet – og heldigvis klarte jeg også tilslutt å bli kvitt min avhengighet.

Men, jeg skjønner hvordan det er å være avhengig – og hvor vanskelig det kan være å bli kvitt uvanen, uansett hvor farlig og ødeleggende den er.

Hjernens belønningssenter sender meldingen: Bare en gang til, det er så deilig så – det er det du trenger, det er det du fortjener – det er det som gjør deg lykkelig..... Det kan like gjerne være et duftende varmt wienerbrød eller en sjokolade som nikotin, vin eller kokain. Redsel for å bli ulykkelig...

Avhengig av godteri, mat – eller?

Alle har vel noe som de får en ekstra kick av, en ekstra tilfredsstillelse – og hvor det er et sug av savn når du ikke får en viss dose av det.

Kjenner du kanskje deg litt igjen? Da lønner det seg å gå i tenkeboksen nå! Ta et oppgjør med deg selv og sjekk ditt indre jeg. Finn ut hva som og se om du virkelig tør å bevege deg ut av komfortsonen og bryte vanemønsteret ditt.

Sier du JA og tar sjansen på et nytt liv? Da er det bare å lese videre – gjøre notater underveis, og ha målsetningen klart for deg: Et slankere, flottere DEG!!

Du kan klare det!!

Tør du å kaste kamuflasjen og vise verden hvem du egentlig er? Det håper jeg inderlig!! Jeg vet med sikkerhet at uansett hvor mange ganger du har prøvd og feilet, så kan du lykkes denne gangen! Det er så utrolig, ubegripelig viktig at du virkelig bestemmer deg for at nå, akkurat nå, bestemmer du deg for å ta sjansen på en ny livsstil, et fornyet utseendet og en flottere, sunnere, slankere kropp.

Men, det er jo opp til deg. Jeg kan bare gi deg oppskriftene!

Jeg kan ikke spise for deg, jeg kan ikke trene for deg – jeg kan ikke stelle huden og kroppen din for deg. Det må du gjøre. Du skal lære å spise og trene som en slank person!

Jeg brenner for sunn livsstil

Forresten, du lurer kanskje på hvem jeg – Eva Sundene - er? Jeg er journalist og forfatter av faglitteratur innen helse, slanking, skjønnhet og velvære, og jeg har årelang erfaringer fra alle områder innen livsstil.

Tonnevis av fett har forduftet

Jeg utviklet verdens første datastyrte slanke- og livsstilsprogram, Evas Data Slank, tidlig på 80 tallet og utdannet EDS kursledere og Shape-Up instruktører over hele landet.

Suksessen førte til at jeg startet Shape-Up Magasinet, og var sjefredaktør i mange år. I tillegg underviste jeg, holdt foredrag og kurs innen livsstil. Tusenvis av kvinner har fulgt mine kursopplegg og systemer gjennom et nettverk av terapeuter og instruktører.

Jeg har hatt Shape-up Bli Ny treningsturer for store grupper til bl.a. Malta, Tyrkia, Egypt og Lanzarote. - og jeg har holdt kom-i-form kurs for nybakte mødre på Buskerud Sentralsykehus. Det har vært fantastisk å se hvordan utseende og livsglede kan forbedres på rekordtid når "jenter" - uansett alder - bare får vite hvordan...

Spa-bølgen kom til Norge

Etter hvert ble redaktørrollen rutine, og jeg måtte ha nye utfordringer. Spa var et naturlig valg, og i 2000 var det et helt nytt felt i Norge. I samarbeide med min dyktige datter Vibeke som hadde vært med på oppbyggingen av Sats som eier og daglig leder av Sats Drammen, konsentrerte vi vår ekspertise på utvikling av spa i Norge. Det førte til ny spesialutdanning av hud- og spaterapeuter i Nordisk Helse- og Skjønnhets Akademi, NHSA, Drammen.

Bli Ny Livsstil

I løpet av årene har jeg sittet i ekspertpanelet til Aftenposten og Klikk.no, vært på Frokost-TV og NRK, hatt direktesendinger og radioprogrammer, laget slanke- og Bli Ny reportasjer i samarbeide med ukeblader som Hjemmet, KK, Allers og vært gjesteskribent i en rekke fagtidsskrifter, fra SpaBeauty Magasinet til Tidsskrift for Den Norske Legeforening.

Online fra Kanari-øy-paradis

Da jeg gikk av med pensjon, kunne jeg følge mitt livslange ønske å skrive på fulltid. Jeg flyttet til solskinnsøya Fuerteventura på Kanariøyene, hvor jeg har den perfekte livsstilen for meg. Jeg synes det er fantastisk å kunne bruke teknologi til å jobbe online på den kreative, uavhengige måten jeg alltid har drømt om. For meg er det en livsnødvendighet fordi jeg elsker det!

Mange spør om hvorfor jeg ikke bare slapper av og koser meg fremfor å jobbe som jeg alltid har gjort.

Ganske enkelt fordi jeg brenner for å få medsøstre til å komme ned i normalvekt og bli sunnere, sprekere og mer fornøyde med seg selv om livet sitt.

Alder er bare et tall

Så, selv om jeg er pensjonist, så står jeg på som jeg alltid har gjort, og stortrives med full fart på livet. Jeg har samlet min erfaring og kompetanse, finpusset og testet – jobbet tett med teamet mitt, og resultatet var Slankonline.com – med Ny & Slank kurs. Men, for å gjøre det enklere og mer tilgjengelig har jeg redigert og samlet innholdet i kurset i denne boken du leser nå.

Det gjør det enklere og rimelige å følge Ny & Slank opplegget mitt i den farten du selv ønsker - og repetere det så ofte du trenger det. Du fortsetter til du er fornøyd med deg selv - og du kan ta frem boken igjen hvis du skulle trenge det.

Jeg brenner for å spre den gode livsstilen

Gjør jeg dette for penger, prestisje, for å imponere andre? Nei, jeg har alt jeg trenger, og jeg har akkurat den livsstilen jeg har ønsket meg – så jeg har nådd mitt personlige mål her i livet.

Men, jeg må stå på - rett og slett fordi jeg brenner for å lære bort "det gode liv" gjennom livsstil – og livskunst. Jeg brenner for det som får kvinner til å føle seg bedre og se bedre ut, så de gjør det beste ut av sitt potensiale.

Og plattformen for det gode liv er faktisk en sunn og aktiv kropp! For å oppnå det trenger du kunnskap nok til å bli den beste versjonen av deg selv.

Jeg håper virkelig boken gir deg det grunnlaget du trenger for å legge opp din livsstil i en retning som vil gi deg masse livsglede, bedre helse og utseende du er virkelig fornøyd med. Så våg å vise at du verdsetter deg selv - og gjør det du kan for å ta best mulig vare på deg selv!

Fedme tar langt flere liv enn terror

Det er skremmende å se hvordan antallet overvektige øker i alle aldersklasser. I Norge og hele vesten - og nå også i mange land i Østen hvor det er stadig flere som inspireres av fast food kultur og amerikansk livsstil. I Kina har det blitt så mange overvektige barn og ungdommer at Staten sender de på tvangsslanking i egne leire. Det er selvsagt ikke noen løsning i demokratiske land, men vi bør finne funksjonelle løsninger for å redusere fedme- og livsstilssykdommer. Det krever mot fra politikerne - og i og med at så mange av dem selv sliter med betydelig overvekt - er det en svært komplisert sak.

Stress, næringsfattig mat og farlig forurensing

Utviklingen er sjokkerende, og det har tatt virkelig av fra tusenårsskiftet. Overvekt og fedme har blitt så vanlig at det som tidligere var rett og slett tykk – er nå bare litt lubben. Grensene oppover tøyes, og dette er virkelig en helsefare! Bokstavelig talt livsfarlig!

Jeg tror en hovedgrunn er alle de nye syntetiske stoffene vi får inn i oss via mat, drikke, tekstiler og alle andre typer forurensing som skaper farlige hormonforstyrrelser. Jo mer vi spiser av industriell ferdigmat og gatekjøkkenmat - jo mer brus og kunstige drikker vi får i oss, jo verre er det.

Jeg er overbevist om at alle som sliter med vektproblemer vil ha spesielt godt av å rense opp kroppen, og få helt nye spisevaner med mest mulig naturlig og ren mat.

Overvektig og underernært

Det er nok mange mennesker som sliter med fedme uten at de nødvendigvis spiser så altfor mye. Men, hvis kroppen er i ubalanse og mangler viktige stoffer så vil den signalisere sult... Det er en overlevelsesmekanisme!

Og får den da mer næringsfattig, kaloririk mat - så vil vekten øke, mens man samtidig kan ha underskudd på både vitaminer, mineraler og nødvendig "byggemateriale".

Her er stress en nøkkelfaktor, fordi konstant stress påvirker så mange fysiologiske prosesser i kroppen. Det gir radikal økning i behovet for en lang rekke næringsstoffer.

Det er klart at vi ikke er konstruert for å overbelastes med tomme kalorier og syntetiske stoffer som verden aldri har sett før. Den eksplosive utviklingen som har skjedd bare i løpet av en generasjon eller to er skremmende, og jeg er overbevist om at hver og en av oss må ta livsstil - og spesielt spisevaner - opp til virkelig revisjon hvis vi ønsker å holde oss friske.

I denne boken får du mye nyttig kunnskap som hjelper deg til å velge bedre - å spise og leve sunnere - uten at du behøver å bli fanatisk helsefrelst og ensporet. Dette er enkelt å inkorporere ditt vanlige liv - både for deg og resten av eventuell familie.

Spis og tren deg frisk

Jeg er så glad for at du er villig til en innsats, og til at du ønsker å tenke smartere. Så flott at du vil gjøre det beste for deg selv. Du har tatt et superviktig steg ved å kjøpe denne boken, og ønsker å si farvel til ekstra, unødvendige kilo!!

Det kan gi deg utrolig mye bedre helse - og selvsagt - et bedre utseende. Men det er faktisk sekundært... Det viktigste er at du kan få en livsstil som øker din livskvalitet radikalt.

Som sagt: Jeg har ikke skrevet denne boken bare for "utseendes" skyld, men i enda større grad for å bidra til at DU og dine medsøstre skal bli kvitt det farlige fettet. Selv fem kilo fett for mye øker risikoen for mange fæle sykdommer som er vanskelige å helbrede.

Du må faktisk lære å bli ekspert på din egen kropp - og gradvis bli din egen naturlege. Du kan bruke livsstil og egenpleie som medisin. Og sunn livsstil finnes ikke i pilleform eller på operasjonsbordet. Den finnes hjemme hos deg – og inne i deg.

Kom deg ned i normalvekt – og hold deg der

Du behøver ikke å stri for å få en perfekt bikinikropp. Dette dreier seg ikke om annet enn å gjøre det beste ut av dine naturlige forutsetninger så du blir fornøyd med deg selv.

Vitsen er at du skal komme ned i din normalvekt - med et sunt forhold mellom fett og muskler.

Målet må være en sunnere kropp som fungerer! Rett og slett en normalt sunn, slank kropp, uansett alder. Det er oppskriften på å forebygge milelange lister med sykdommer av alle slag.

Fedme er minst like farlig som røyking!

Stadig mer forskning avduker at det ikke bare er hjerte-kar sykdommer, diabetes, mage- tarmproblemer, lungesykdommer og psykiske problemer som er nær knyttet til det farlige fettet, men også en lang liste med ulike krefttyper.

Men, for all del: Sykdom kan ramme hvem som helst, også de som er helseguruer og lever supersunt. Andre kan bli hundre, og de har gitt blaffen i alle sunnhetsråd.

Det er mange faktorer som spiller inn, ikke minst følelsesmessige - som påvirker vårt immunforsvar og kroppens evne til å takle belastninger.

Likevel, rent statistisk sett kan du unngå en rekke livsstilssykdommer hvis du spiser bedre og sunnere, hvis du blir mer fysisk aktiv - og lærer deg enkel stressmestring.

Bli friskere, yngre og sprekere

Selv om du bare har en 5 – 10 kilo ekstra, så har du langt større sjanse til å oppnå et friskt, langt liv hvis du kvitter deg med reservelageret så fort som mulig. Det tar deg maks en måned eller to.. Jeg lover deg at humøret og livsgleden din vil øke i takt med at vekten går nedover.

Ved å endre livsstilen i bedre retning tar du også de beste grepene for å redusere – eller reversere - de negative effektene av aldringsprosessen!

Du kan faktisk bli både 10 og 20 år biologisk yngre enn din reelle alder. Det er anti-ageing metoden som du ikke får kjøpt i parfymerier, hos plastiske kirurger – eller i de mest eksklusive klinikker.

Mirakelkuren er M & M

Mat & Mosjon er den magiske oppskriften. Ikke prøv å bli kvitt fettet med dietter alene. Du MÅ trene! Du må kombinere sunn mat med nok trening for ikke å slanke vekk muskelmasse og gjøre vondt verre...

Hvorfor? Mindre muskelmasse gir lavere forbrenning og hvilestoffskifte, mindre kaloribehov og høyere fettprosent.

Bli fornøyd med deg selv

Mitt motto er: Alle kan bli vakre, det gjelder bare å vite hvordan!! Mitt mål er å inspirere og gi praktiske opplegg som kan hjelpe flest mulig kvinner til å bli mer fornøyde med seg selv og egen kropp.

Målet er å få voksne kvinner til å bli slankere, fastere og flottere ved hjelp av livsstil, ikke med kostbare hjelpemidler og mirakelprodukter, men med kosthold, enkel trening, egenpleie, selvinnsikt og motivasjon.

Sosialt press øker sjansene til å lykkes

Vær modig – skap ditt eget sosiale press innen en gruppe likesinnete. Våg å vise at du forplikter deg - og tenk på at de andre ha de samme tankene som deg.

Følg gjerne Slankonline på Facebook. Her finner du gode tips for både mat, motivasjon og mosjon. Du finner også mange artikler om helse, livsstil og velvære på min blogg, evasundene.com.

Du kan legge inn spørsmål, erfaringer og gjerne dele dine egne gode råd med andre kvinner som er opptatt av kropp og helse. Jeg svarer også på spørsmål - og synes det er flott å holde kontakt med dere lesere.

Lag en lokal trenings- og støttegruppe da vel

Kanskje det er flere i distriktet du bor som trenger å slanke seg og komme i form? Snakk med venninnene dine og få flere med. Lag deres egen jenteklubb, og avtal møter hvor dere kan utveksle erfaringer, støtte hverandre - og trene sammen for å få fart på livet.

Tar dere noen skikkelige raske turer på minst en halvtime 3 ganger i uken så skal jeg si det vil få fres på forbrenning og forme figuren.

Kapitel

2

FÅ KONTROLL OVER KROPPEN DIN

Gratulerer med at du har tatt tak i vektproblemet, nå skal du klare det.

Uansett hvordan du føler deg akkurat nå kan jeg love deg at 3 uker med innsats for deg selv, vil gi deg en slankere, fastere kropp. Du vil få masse energi og føle deg innmari mye bedre fordi du står på for deg selv. Det vil forhåpentlig inspirere deg til å fortsette med de nye, gode vanene du har lært i denne boken.

Kroppskontroll gir resultater

Du skal vite – ikke tro... Når du følger dette kurset skal du lære enkle teknikker for å ha full kontroll over resultatene dine. Det er den beste måten å oppnå sine målsetninger på. Skriver du ikke ned hva du gjør og hva det konkret gir av resultater, vil du ikke ane hvordan innsatsen din egentlig slår ut. Det dreier seg om konkret feedback for å styre deg selv i riktig retning.

Ikke lur deg selv

Hvis du ikke har klar feedback på innsatsen din, famler du i blinde – og det er lett å lure seg selv. Det er ikke enkelt å nå et mål. Hvorfor?

Du kan sammenligne det med å lære å skyte på blink. Hver gang du skyter får du feedback fra blinken. Du ser om du har havnet for langt til høyre, til venstre osv.

Sansene dine kobles sammen, og synet, bevegelsene, siktepunkt osv. koordineres ved å prøve og feile.

Gradvis lærer du å beregne hvordan du skal treffe målet, fordi du har fysisk feedback til å guide deg.

Feedback er nødvendig

Hvis du ikke bruker analyseskjemaet, mål, vekt osv. som feedback/hjelpemidler, blir det som å lære å skyte på blink med bind for øynene. Da blir det rent sjansespill i blinde... Derfor hjelper jeg deg med å fjerne bindet fra øynene dine så du kan få feedback på veien til målet ditt: En kropp du er fornøyd med! Figuranalysen finner du bakerst i boken.

Ned i vekt – inn i mål

Æsj og uff, så mye ekstrajobb da, tenker du kanskje. – Hun Eva er en skikkelig pirkete masekråke. Kan det være nødvendig... Skal jeg gidde det?

Ja, det skal du – hvis du ønsker å få kroppen på plass, og ikke fortsette i det sporet som har gjort at du har kjøpt kurset mitt.

Du vil ha hjelp, du vil ha resultat, du vil sikkert ha noe igjen for pengene dine. Da må du følge opplegget, for da vet jeg at det funker for deg – som for alle andre. Ta deg selv i nakken

Jeg lover deg at figuranalyseskjemaet styrer deg i riktig retning fordi du ser svart på hvitt resultatet av det du gjør. Hvis du lurer deg selv, så vet du det i hvert fall – og da kan du lettere dra inn slakken. Du vet så inderlig godt at når du følger dietten, går du ned i vekt.

Du vet også at du vil gå inn i mål, men at du ikke blir fast og velformet hvis du ikke følger treningsprogrammet og blir mer aktiv.

Vinner eller taper?

Det er nemlig en klar sammenheng med hva du gjør og hvordan du føler deg. Oftest er dette bare vage følelser av misnøye og mislykkethet som vi bare dytter unna. Fordi vi ikke er modige nok til å konkretisere hva vi er misfornøyde med.

Nå har du en sjanse til å lære å bli bedre kjent med både deg og kroppen din, ved å rett og slett få bedre kontroll på hva du gjør for deg selv. Er du såpass glad i deg selv at du er verdt det?

Bli mer glad i deg selv

Jeg forsikrer deg: Du er verdt det! Du er verdt å være glad i! Hvis noen andre har programmert deg så du har mistet troen på deg selv, og egentlig føler at du mislykkes i nesten alt, så er det FEIL!!!

Klart du kan!

Klart du har masse å by på hvis du slipper deg selv løs fra det fengselet som andre har ledet deg inn i. Nå er det på tide å bryte ut og si: Jeg er meg, og jeg er mer enn bra nok! Bare vent å se!

Si: Jeg klarer det! Så vær så inderlig snill, bare følg opplegget slavisk – og du kommer til å bli som ny – og se sånn ut også!!

Bli avhengig av endorfiner

Ta kontrollen over både kropp og tanker. Vær nøye med figuranalysen. Og jeg kan forsikre deg: Når du ser tallene for hver dag – i forhold til den innsatsen du gjør med– så styrer det deg i riktig retning. Det hjelper til at du du tar deg selv i ørene! Jo flinkere du er med trening og fysisk aktivitet, jo mer reduserer du kroppsmålene dine – jo gladere blir du for speilbildet ditt.

Bli hekta på gratis lykke-dop

Når du trener så svetten hagler utløser kroppen din, som takk-for-hjelpen, massevis av lykkehormoner i hjernens belønningssenter. Det er kroppens naturlige opiater, endorfinene, som gir deg overskudd og livsglede.

Når du blir avhengig av en daglig dose av det mentale mirakeldopet, da er du på rett vei til bedre kropp og helse på alle vis.

Slapp av - pust - og visualiser

Balanser deg selv før du starter på programmet. Sitt ned i yogastilling på gulvet. Rett rygg, inn med magen, lukk øynene. Pust inn gjennom nesen – ut gjennom spisset munn (som når du slukker et lys). Inn – ut – inn – ut i dype, rolige åndedrag.

Så ser du for deg en deilig strand, den beste du vet. Du kjenner lukten av salt sjø. Du kjenner sand mellom tærne. Du hører bølgene mot stranden i myke svusj – svusj – som om det er havets åndedrag. Du kjenner solen varme på naken hud. Du føler deg i et med naturen, du føler deg som en del av evigheten – uten begynnelse – uten slutt. Du svever vektløst og føler deg som en gudinne. Du er lykkelig over at du er deg.

Du er takknemlig for at du er i live – at du er midt i livet. Du kjenner at du pulserer i takt med alt.

Du verdsetter at du er en perfekt del av skaperverket, og at det er din oppgave å ta best mulig vare på deg selv.

Snakk til deg selv - få et bedre selvbilde

Si følgende bekreftelser til deg selv

Jeg er en vidunderlig kvinne.

Jeg har et vidunderlig liv.

Jeg har en vidunderlig helse.

Jeg har en vidunderlig kropp.

Jeg har vidunderlige mennesker som elsker meg.

Jeg har en vidunderlig livsstil.

Alt er godt i mitt liv.

Bare si det. Du behøver ikke engang tro på det. Bare gjenta affirmasjonene som et mantra. Det påvirker hele deg, og du skal bare se – etter hvert blir det du sier til virkelighet. Det er universets magi.

Ditt indre paradis

Bare prøv, og kjenn kjærlighet, varme og positivitet bre seg som solskinn i hele deg. Gjør det til et daglig ritual, og hver gang du føler deg nedblåst, negativ, deppa eller lei deg – så gjentar og gjentar du til roen og gleden sprer seg i deg.

Bruk det også for å vise din takknemlighet for hver dag du har. Det sprer gode vibrasjoner som brer seg rundt deg som ringer i vannet....

Fra tanker til gjerning

OK, nå føler du deg varm, avslappet og i bedre balanse regner jeg med. Da spretter du opp, for nå skal det bli mer konkret. Finn frem blokk og blyant så du kan regne og notere litt når det gjelder dine mål og muligheter.

Du trenger også vekt og målebånd. Hvorfor? Du trenger som sagt fakta å forholde deg til.

Bli bestevenn med vekten

Har vekten støvet ned? Hater du den som pesten? Ikke gjør det, den kan faktisk bli din aller beste venn. Den er ærlig, den gir deg nøyaktige tall – og det må du ha for å lykkes i jakten på en flott kropp (og en sunn, slank figur for resten av livet....).

Har du ingen? Løp og kjøp!!

Du MÅ ha den for å få utbytte av boken. Du behøver ikke en dyr og fancy vekt, du trenger en som viser kilo – ikke masse fiffige utregninger. Ofte gir det bare forvirring... Enkelt er ofte det beste!

Hva er din idealvekt?

Hvor mye veier du nå, og hvor mye veide du da du følte deg strøken... Du vet sikkert hva du veide den gangen du var mest fornøyd med deg selv.

Hvor mange kilo siden er det? Egentlig er det den vekten du bør satse på å komme ned i.

Men, la oss være realistiske. Har du lagt på deg et par kilo i året jevnt og trutt, så du er mange kilo overvektig, da må regne med at det tar tid.

Ved å gå ned minst en kilo i uken, er det bare et tidsspørsmål når du kommer i mål.

Regn ut hva du egentlig bør veie

Jeg synes dette er en rask og grei måte å beregne vekt på. Ikke lange tabeller og masse kluss. Det er en tommelfingerregel som jeg lærte i ung alder, og jeg har brukt den i alle år fordi den utrolig enkel og korrekt.

Du tar høyden din i centimeter, trekker 100 cm – og trekker fra 10% av centimeterne over meteren:

160 cm – 100 cm: 60 - 6 : 54 kg.

170 cm – 100 cm: 70 - 7: 63 kg

180 cm – 100 cm: 80 – 8: 72 kg

Dette er en utrolig enkel metode, og jeg kan love deg at den faktisk stemmer rimelig godt. Du kan veie opptil 10% mer – men, ærlig talt – da beveger du deg i grenseland til overvektig (hvis du ikke er super veltrenet og har masse muskelmasse...).

Klyp og klem

Hvis du på et eller flere steder på kroppen kan ta et klypetak mellom pekefinger og tommel – og valken blir mer enn ca. 2.5 cm – har du for mye fett og for lite muskelmasse.

Er du normalvektig, signaliserer dette klart: Bygg muskler.

Er du overvektig? Bli kvitt noen kilo (og hold musklene ved like)

Kapitel

3

FIGURTYPER & FETTLAGRING

Nå i første omgang så gjelder det tre ukers super innsats, en og tyve dager – så du kommer deg ned en størrelse i klær og føler deg mye mer fornøyd med deg selv. Deretter går du sakte men sikkert på resten....

Hva er din idealvekt? ___________ Kg

Hvor mange kilo skal du gå ned? _____Kg

Fettprosent

Det er mange måle- og utregningsmetoder.Felles for de fleste er at de er kompliserte, tidkrevende og mest egnet for medisinske studier av forskere som må ha det på millimeteren. For oss andre blir det absurd.

Punkt en, vi kvinner behøver ikke akademisk utdannelse for å vite når vi er for feite.

Vi ser når vi har kulemage, love handles, henge-rompe og hengepupper.

Vi ser problemområdene krystallklart. Vi vet at fettet ikke har grodd uten hjelp fra oss: Det er resultatet at vi har spist for mye, trent for lite – og gitt blaffen i å ta vare på oss selv. Vi er jo ikke dumme...

Mer muskler, mindre fett

Men for all del, hvis du er rimelig normalvektig men føler deg for for fet likevel, så kan det være at du bare trenger trening og ikke diett. Det kan du enkelt sjekke selv uten spesielle hjelpemidler: Er det for mye løst flesk og heng, ja da trenger du å trene styrke og få muskler!!

Hva er BMI?

Kroppsmasse indeks – eller Body Mass Index – har vært medisinsk akseptert og populært i en årrekke fordi det var "vitenskapelig". Men, det har blitt misbrukt fordi prosent BMI ikke skiller mellom fett og mager kroppsmasse.

Du kan være en supertrent bodybuilder med omtrent niks fett på kroppen – og få en BMI som en skikkelig fet og utrenet person....

Eller du kan være undervektig med minimal muskelmasse og masse fett, og få en "sunn" BMI.

Derfor er nå BMI bare en av mange vurderingsmåter for fedme, og det er helt nødvendig at du tar måler kroppen din i tillegg. Det er spesielt forholdet mellom midje og hofter som er av medisinsk betydning.

Hvis du er spesielt interessert, så mysser det av kalkulatorer for BMI, fettprosenter osv. Men, bruk ikke for mye tid på det, for det er sjelden de forteller noe du ikke allerede vet. Er du likevel nysgjerrig, så gå på nettet og lær mer.

Bare til informasjon: BMI 23% fett i kroppen er grenseland. Har du høyere fettprosent, bør du gjøre noe med det! Runder du 25% så havner du i båsen overvektig, og du er helt på feil tur både når det gjelder helse og utseende.

Godt råd: Bruk speil, klypetest og sunt folkevett!

Du behøver ikke være Einstein for å finne ut om du har for mye fett eller ikke...

Pinch an inch kaller engelskmenn denne praktiske testen. Det betyr ganske enkelt at du tar hudfolder mellom tommel- og pekefinger.

Får du noen hudfolder som er mer enn 2,5 - 3 centimeter selv om du ikke veier for mye? Da har du for mye fett i forhold til muskler.

Løsningen er å bygge opp muskelmassen din med styrketrening, og kanskje til og med gå opp noen kilo etterhvert som du trener kroppen opp.

For mye og for lite

Men, man skal heller ikke gå så lavt ned at det er bare sener og muskler igjen. Det er farlig når en mister blikk for realiteter, noe som spesielt er farlig for tenåringsjenter og profesjonelle idrettsutøvere. Toppidrettsfolk som er super trente har fettprosent fra 13 og nedover. For kvinner betyr det stans i hormonproduksjonen med relaterte problemer. Lang tid med for lav fettprosent kan for kvinner gi alvorlige fertilitetsproblemer.

Sunn fornuft er best

Både under- og overvekt er helseskadelig, og etter min oppfatning et resultat av spiseforstyrrelser basert på manglende kunnskap om mat, helse, kropp og livsstil. Unntak er selvsagt hvis det er medisinske årsaker til problemene.

Figurformer og fettlagring

Har du tenkt på at vi lagrer ekstra energi som fett for å ha reserver å trekke på hvis det blir sult og nød? Fettlagring er en livsnødvendig mekanisme som gjør at mennesker kan klare seg relativt lenge uten mat.

Vi tærer på fettet for å overleve når det er lite mat å få, noe som ikke er et problem i våre dager. Men, vi lagrer fremdeles fett på samme måte når vi får i oss mer enn vi forbrenner. Det ekstra fettet lagres på forskjellige steder på forskjellige kroppstyper. Hvis lagrene blir permanente, så har det ulike konsekvenser for vår helse og frekvensen av sykdommer.

Hvor lagrer du fett?

Rundt magen? Rundt rumpa? Rundt lårene? Vi har ulike kroppstyper, og de fleste av oss vet hvor vi har tendens til å legge på oss.

Mage, rumpe, lår er de tre viktigste lagerplassene på kvinnekroppen. Så lenge vekten er normal og du har et normalt forhold mellom fettvev og mager muskelmasse, vil kroppen din se harmonisk og flott ut uansett type figur.

Det er først når ekstra kaloriene ikke forbrennes at kroppen flytter reserve provianten til "dine" lagerplasser - det seg være på rompe og understell eller rundt mage og overkropp.

Timeglass lagrer fett jevnt fordelt

Har du omtrent samme byste- og hoftemål, og smal midje? Det er en feminin figur hvor kiloene er jevnt fordelt, også ekstra kilo inntil en viss grense. De fleste treningsformer passer til denne typen. Yoga er supert.

Omvendt triangel lagrer fett på overkroppen

Har du brede skuldre, store pupper og smale hofter og lår? Da har du sikkert også lange og flotte legger. Ekstra kilo legger seg på overkroppen, noe som kan gi økt risiko for både diabetes og hjerte- karsykdommer.

Trøsten er at det går fort å slanke vekk ekstra kilo. De trenger ofte å få økt muskelmasse i lår/ legger, og ekstra styrketrening anbefales. Yoga er også fint for å bli mykere og mer bevegelig.

Firkant lagrer fett over alt

Er du av den sporty, muskuløse typen, velproporsjonert men "firskåren"? Mange av denne typen er hardpakkede idrettsjenter med mye muskelmasse. Når de legger opp idrett kan de bli fete og få et tungt og maskulint preg.

Vanlig aerobics, yoga, raske gåturer og jogging er anbefalte treningsformer. Vekttrening og stepp er ikke så gunstig.

Pære lagrer fett på underkroppen

Har du en typisk kvinnelig figur med smale skuldre, slanke armer, liten byste og smal midje? Er du bred over rumpa, har tykke lår – og plages av appelsin hud?

Da bør du aldri slanke deg uten trening, for da har bysten lett for å krympe og overkroppen blir tynn og flat, mens rumpe, lår og appelsinhud holder stand. Trening er helt nødvendig for et godt resultat.. Yoga, svømming, aerobics og styrketrening er bra.

Eple lagrer fett på mage og mellomgulv

Plages du av kulemage? Er du for tykk rundt livet og føler at du har mistet fasongen? Det er noe som skjer med mange etter hvert som vi bli eldre. Det er til en viss grad hormonelt, men også et resultat av mangel på trening.

Dette er det farlige fettet som det er viktig å bli kvitt. Trøsten er at det er lettere å slanke bort med diett enn fettet rundt rumpe og lår.

Styrketrening og yoga er supert - i tillegg raske turer så ofte som mulig. All aktivitet vil bidra til at denne typen blir sunnere, penere, yngre og sprekere.

En størrelse mindre på en-to-tre

Holdning og kroppskontroll kan utrette underverker med figuren. Det virker både fysisk og psykisk. Jeg anbefaler deg å foreta et lite Selfie eksperiment foran speilet, så skjønner du hva jeg mener. Stå i truse eller undertøy.

Lut holdning er stakkarslig

Dette er holdningen som sier stakkars meg, unnskyld at jeg eksisterer, bare tråkk på meg, jeg klarer aldri å gjennomføre noe....

Bare prøv å se på deg selv foran speilet. Ta skuldrene fremover, bøy deg så du ser lutrygget ut. Du siger sammen i skuldrene, bøyer nakken og slapper av i alle muskler. Se hvordan puppene henger, magen buler ut og du får valker i kø.

Frem med målebåndet, og skriv opp hvor mange centimeter du er rundt mage og midje når du slipper alt helt løst. Ta bilde av elendigheten.

Ta førbilde

Au da, ser det ille ut! Fint – for dette er Selfie 1 som du bør ha som skrekkbilde under hele jakten på din nye, sunne, spreke kropp!!

Slankere på et øyeblikk

Nå retter du deg opp, gjør deg så lang du kan! Du trekker skuldrene tilbake, strekker hals som en svane. Strøken, selvsikker holdning. Du trekker inn bollemagen og strammer alle muskler som du eier og har. Se hvor mye slankere du ser ut på en, to, tre.

Hold pusten, og ta nye mål av midje og mage!

Ta etterbilde

Jeg garanterer at du ser utrolig forskjell på figuren. Ny selfie please!

Hvor mange centimeter smalere ble du på et minutt?

Jeg bare spør, for jeg har brukt dette trikset for å motivere kvinner til bedre holdning og bedre muskelkontroll.

De har vært målløse når de ser hvor mange centimetere smalere de blir når de bruker musklene sine. Det viser hvor mye slankere de, og du, kan bli med styrketrening – uten å gå ned så mye som en kilo...

Ganske enkelt: Fett tar mye mer plass en muskler!!

Det viktigste nå i starten er faktisk å tenke gjennom hva du vil oppnå:

Hvor mye innsats er du villig til å investere i deg selv?

Vil du svette og stå på for deg selv, din helse og ditt utseende?

Ærlighet varer lengst, så vær ærlig: Hva foretrekker du fremover? Å sitte og sløve i sofaen og kose deg med potetgull og annen trøst - og la det stå til?

Eller ser du deg selv som en mye mer aktiv person med kontroll over mat og drikke? En positiv kvinne som tar skikkelig vare på seg selv - fordi hun vet at det er innsats som gir belønning.

Motiver deg selv hver gang du kjenner at helst vil gi opp (eller utsette til i morgen). Tenk over disse punktene:

Hva er din figurtype?

Hvor lagrer du mest fett?

Hva er ditt problemområde?

Hva liker du best ved kroppen din?

Hvor mange centimeter slankere er du når du drar inn magen?

Sats på en bedre livsstil

Bestem deg for at NÅ, denne gangen - skal du klare det. Bestem deg for at dette er din siste slankekur - for nå skal du få en livsstil som holder deg normalvektig, sunn og sprek for alltid.

Jo bedre du forbereder deg, jo mer vil du lykkes med din nye livsstil.

Forberedelser er viktig

Sørg for at du har alt du trenger i huset, Rydd i matskap så du ikke har huset fullt av unødvendige fristelser.

Hold deg unna så mye som mulig av uteliv, restauranter, selskaper og møtesteder hvor mat og drikke er i fokus i den første uken. Du vil selv vite når du er klar for å være sosial uten å sprekke.

Gradvis vil din nye livsstil bli helautomatisk - og du vil føle deg som en vinner.

Kapitel

4

LYNDIETTEN, UKEMENY, OPPSKRIFTER

Dette er en av mine favoritter - en vanndrivende lyndiett som jeg ofte anbefaler for å bli kvitt noen kilo raskt og effektivt, eller få kickstart på en mer omfattende plan for større vekttap.

Den er super når bikini og badedrakter står for døren – eller når skal inni den flotte kjolen til selskap eller store festligheter.

Jeg anbefaler anbefalt den også etter Detox, for den som er plaget med appelsinhud, og for de som har PMS og lett får hevelse og føler seg oppblåste.

Nå har jeg gjennomgått alle oppskriftene for å gjøre de enda mer spennende og variert, men ikke for kompliserte.

Det enkle fungerer best

Jeg er overbevist om at det enkle er det beste. Milelange oppskrifter på kompliserte retter med ingredienser og kryddere som er vanskelige å få tak i er for de spesielt interesserte.

Vi andre trenger oppskrifter som er enkle, rimelige og raske. Oppskrifter som du kan justere med ekstra kryddere og fiff hvis du vil, uten at det ødelegger opplegget.

Sunt og godt

Vitsen nå er jo at du skal ned i vekt og inn i mål, raskt, effektivt og så "smertefritt" som mulig. Det kan du ved å følge denne dietten. Den er dessuten basert på retningslinjene for et sunt og slankt kosthold, så den danner grunnlag for en ny og bedre livsstil.

Noe av hensikten med boken min, er at den legger føringer for kostholdet ditt fremover så du unngår å sprette opp i vekt igjen. Men, det dreier seg ikke bare om vekt og slanking - jeg synes det er utrolig viktig at du samtidig gjør en innsats for hele deg.

Derfor har jeg i denne boken samlet alt det som jeg er rimelig sikker på vil fornye og forynge deg - og få deg til å føle deg så bra med din nye livsstil at du fortsetter med den.

Et friskere liv og styrket immunforsvar

Jeg våger å påstå at det kan forebygge en lang rekke sykdommer og plager fordi du blir både sterkere, sunnere og får økt motstandskraft.

Det er et omfattende forsking som viser at livsstilen vår er en nøkkel til vår helsetilstand - og vår livskvalitet.

Statistikkene viser klart hvilken helserisiko fedme innebærer. Derfor er det viktig å holde vekten innenfor fornuftige rammer, og gjøre de grepene som skal til for ikke å legge på seg igjen.

Er du rimelig normalvektig men ønsker å en enda bedre livsstil så du holder deg best mulig for alderen?

Da er jeg ganske sikker på at jeg kan inspirere og hjelpe deg til å fornye deg, forynge deg - og få deg sunnere, sprekere og langt mer livsglad.

Det er det jeg brenner for, det er det jeg har vært engasjert i fra jeg var ganske ung, og det er fremdeles mitt mål å inspirere medsøstre til å bli de beste versjonene av seg selv.

Livsstilen får deg slankere og sunnere

Lærer du deg retningslinjene i denne boken så kan jeg love deg at du går ned til din normalvekt - og blir der!

Det er en teknikk som skal til, og den er enkel. Legger du på deg en kilo eller to, så tar du affære med en gang. Du stikker ikke hodet i sanden, men du tar bare noen lette dager. Det enkleste er å ta frem Lyndietten igjen, og følge den hvis klærne strammer.

Følg den – og innen en uke er du like strøken igjen.

Passer du på den første kiloen eller tre i etterkant, og bestemmer deg for aldri mer å kjøpe annet enn DIN normalstørrelse i klær – vil du bevare figuren for alltid.

LYNDIETTEN - HVER DAG

Følg det samme opplegget for frokost, lunch og mellommåltider hver dag under hele LynDietten. Det gjør det mye enklere å følge. Middagene skal du variere mellom kjøtt, fisk, egg og vegetar så det ikke blir ensidig hverken når det gjelder smak eller næringsstoffer.

Før frokost

1 stort glass sterkt fortynnet Lime eller sitronsaft - eller

1 stort glass vann med 1 – 2 ss eplesider edikk

1 ts. kaldpresset kokos-, solsikke eller olivenolje

Frokost hver dag

1 skive helseklibrød eller grovt knekkebrød

1 egg, kokt eller som eggerøre

1 tomat

1 glass skummet melk

1 appelsin eller 1/2 grapefrukt

Vitamin-mineral tilskudd

Kaffe eller te

Formiddag

1 stor kopp sitronte med 1 skive sitron

Søt med litt honning

½ reven gulrot med presset appelsinsaft eller

1 stilk stangselleri

Matpakke/matboks

2 Ryvita, 2 helseklibrød eller et grovt knekkebrød

Pålegg separat i matboksen:

Cottage cheese, mager gulost, mager leverpostei eller 1 hardkokt egg

Tomat, slangeagurk, redikker

Kaffe eller te, gjerne med litt varm lettmelk

Vann med sitron eller slangeagurkskiver

Alternativ er salat til lunch

Lag en god porsjon med grønn blandet salat eller finsnittet kål med biter av kylling, egg eller tunfisk. Du kan ha i ekstra stangselleri, løk og andre oppkuttede grønnsaker etter smak.

En lekker tomatsalat med tynne løkringer, syltynne skiver mozarella og fersk basilikum er også en kjempegod lunch.

Dressing

Yoghurt naturelle smakt til med Stevia eller en lett vinaigrette av 1 ss olje, litt vann eller lettmelk, eddik, sennep og krydder. Miks godt. Ha en flaske med tett kork til dressingen.

Vær sparsom med olje selv om det er sunt fett, der sitter kaloriene....

Hele 9 kcal pr. gram! 10 gram er 90 kalorier... Det er bedre å bruke den kalori rasjonen til noe som fyller magen og metter mer.

Ettermiddag

1 skive melon eller 1 appelsin i båter

Du kan veksle med annen frukt i tynne skiver a la chips...

1 stor kopp peppermyntete

Hold deg langt unna alle typer juice og safter, uansett om de er sunne. De inneholder alt for mye fruktsukker. Ikke spis mer frukt eller bær enn anbefalt i dietten selv om det er sunt. De ekstra kaloriene skal du ikke ha nå som du vil raskt ned i vekt.

MENY MIDDAGER UKE 1

Mandag

Din Grønne Slankesuppe

½ liter grønnsakbuljong

2 dl. oppskårne grønnsaker, velg og varier med dine favoritter.

Hvis du ikke har friske grønnsaker, kan du bruke dypfryste.

Salt, pepper og kryddere etter smak

Dette er en enkel grunnoppskrift som du kan variere i det uendelige. Lag gjerne litt ekstra og ha i kjøleskapet hvis du blir veldig sugen på noe. Da kan du varme opp en deilig kopp med suppe som stagger sulten på en sunn og slank måte.

Ferdig på få minutter

Kok opp buljongen, ha i grønnsakene og la de trekke til de er møre, men ikke overkokte og bløte. De smaker best når de er al dente. Du kan servere den som klar suppe – eller kremet suppe. Du lager kremet suppe ved bare å tilsette litt melk, og kjøre alt i blenderen til konsistensen er jevn.

Få fres på smaken

Hvis du liker mer krydder, kan du gjerne smake til med ingefær, indiske eller meksikanske kryddere. Bare bruk fantasien, men ikke tilsett noe som gir ekstra kalorier.

Strø finhakket kruspersille eller koriander over før servering.

Ta en klibrød eller skive med knekkebrød attåt

Ta en skive ananas til dessert (eller litt annen frisk frukt du får tak i)

Drikk iste. Gjerne Hibiscus te som er deilig til varm mat.

Tirsdag

Fisk med frisk agurksalat

Slangeagurk, så mye du orker

Eddik, vann, Stevia, salt, pepper

1 stort stykke fisk

1 potet

1 gulrot

Grønn hodesalat med yoghurt dressing

Start med å lage agurksalaten da den skal stå noen timer før servering. Da blir den best synes jeg. Du lager en blanding av eddik og vann, i den styrkegraden du foretrekker. Så tar du i litt salt og gjerne pepper, og søter dressingen med Stevia.

I den sursøte dressingen har du skiver av slangeagurk. Jeg bruker ostehøvel til å få tynne, jevne skiver. Du kan gjerne lage stor porsjon og oppbevare den i kjøleskapet, for agurksalat smaker friskt og godt til det meste.

Velg den fisken du liker best

Det kan være laks, torsk eller hva du får tak i. Fersk eller dypfryst? Velg etter pris og tilgjengelighet der du bor. Fisk er sunt, uansett... Du trenger et stykke som er litt større enn håndflaten din.

Kok en liten potet og en gulrot, og damp fisken i godt saltet vann mens du lager en grønn salat med litt yoghurt naturelle dressing. Vips, ferdig på et blunk – og godt, sunt og mettende er det!!

Vann med isbiter og sitron er godt og friskt følge.

Enkel dessert

Ta et lite eple, og skjær det i fine skiver. Strø på litt kanel og gjerne et par finhakkede nøtter som gir deg nyttige fettsyrer, vitaminer og mineraler. Du kan også bake et eple med kanel og nøtter. Smaker eventyrlig godt. Ha gjerne en klatt iskald yoghurt til, det er faktisk enda bedre en krem...

Onsdag

Frukt & Kyllingsalat

1 kyllingbryst, krydret og skåret i biter

1 kopp finsnittet hodekål

1 kopp ananas og epler i kuber

Stangselleri

Slangeagurk

Ha i så mye stangselleri og slangeagurk du orker,! Skjær alt opp i fine stykker. Varier gjerne måten du kutter grønnsakene opp på, fordi det gir ulike smaksopplevelser. Hvis du ønsker en lun salat, så steker du alt raskt i pannen - i litt god olivenolje - gjerne tilsatt hvitløk, salt og pepper. Ikke stek lenge, det skal være helt sprøtt...

Er du av den veldig sultne typen, så kan du selvsagt ha større mengde finsnittet kål.

Bedre og bedre ved lagring

Lag gjerne dobbelt porsjon og oppbevar i kjøleskapet, så ha du en frisk og deilig pålegg salat som smaker kjempegodt på klibrød og knekkebrød.

Dressing lager du av

1 lite beger yoghurt naturelle, fortrinnsvis den ekte, greske typen

Et par hakkede valnøtter (og gjerne et par hele til pynt)

Finhakket kruspersille og/ eller koriander

Gjerne litt ananas saft som smaksforsterker

Ha alle ingredienser i en salatbolle. Miks yoghurten med litt Stevia og ananassaft og bland den forsiktig i salaten. Pynt gjerne med noen valnøtter og litt kruspersille. Ta gjerne et knekkebrød eller skive helseklibrød ved siden av.

Kos deg med en skive melon til dessert. NB. Husk å spise sakte, så føler du deg fortere mett!!

Deilig drikkevann

Drikk vann med eplesmak ved siden av. Vannet lager du om morgenen ved ganske enkel å tilsette tynne epleskiver som du skjærer opp med ostehøvelen. Når vannet har stått noen timer, får det deilig, lett fruktsmak. Helt naturlig!!

Du kan variere med nye smaker hver dag.

Lag gjerne forskjellige blandinger og hell på flasker (glass vær så snill...), og ha de i kjøleskapet så du enkelt kan forsyne deg. Jeg anbefaler tomme vinflasker uten etiketter fordi de passer i døren på kjøleskapet....

Torsdag

Reker i kø

Reker

Sitronbåter

Grovt rundstykke

Skalldyrsaus

1/2 pære med cottage cheese med roquefort

I dag kan du kose deg med en stor porsjon reker til middag. Får du tak i ferske er det flott, men hvis ikke så duger absolutt de dypfryste.

De skal helst tines naturlig over natten, men hvis du ikke gjør det kan du ta den lettvinne løsningen. Jeg må innrømme at jeg ofte gjør det, og resultatet er veldig bra.

Du skiller rekene i kaldt vann, og gir de en rask lunk i kokende, saltet vann – gjerne tilsatt godt med dill. Server de lunkne rekene med sitronbåter, et grovt rundstykke og denne skalldyr sausen:

Skalldyrsaus med friske smaker

Bland lettmajones med litt tomatpure og lettmelk til en jevn - ikke for tykk - saus. Smak til med sitronpepper og hvitløk. Du kan også tilsette finhakket fersk dill eller gressløk, og gi den ekstra spiss med litt presset sitron. Liker du sursøt variant så tar du i litt Stevia eller honning. Det er en skikkelig lekker dipp til skalldyr.

Liker du Thousand Island typen så tar du i litt tomatpure og smaker deg frem til den styrken du liker. Noen gangen har jeg også masse finhakket, hvit løk i for å få dippen skarpere.

Pære med roquefort

Vil du ha dessert? Da kan du kose med med en halv pære med 2 ts cottage cheese – eventuelt gnidd ut med en snau teskje Roquefort eller annen blå ost. Hvis du må ha noe mer å tygge på tar du en skive klibrød ved siden av.

Fredag

Biff med hvitløk

Skal du ut på byen – eller blir du hjemme for å slappe av etter en hektisk uke? Hvis du skal spise på restaurant, så si at du vil ha saus og dressing separat, og at du kun vil ha grillet biff (eller kyllingfilet) med salat. Da kan du kose deg uten diettsprekk...

Er du hjemme så lager du et gourmet måltid selv! Kos deg med en mør, deilig biff – godt krydret med grovt pepper, hvitløk og litt salt. Biffen kan du grille eller steke på sterk varme i litt brunet – og jeg mener litt - smør.

Du kan variere med tilbehør, i tillegg til salaten din hvis du ønsker litt ekstra. Champignons med hvitløk er noe av det beste. Stek i ovn sammen med tynne løkringer. Du kan også ta cherry tomater i en liten, ildfast form – strø på litt salt og pepper, og la de grille seg møre i stekeovnen. Nam-nam....

1 mørnet biff (størrelse som en kortstokk)

Hvitløk, salt og pepper

1 ts meierismør

1 liten potet

Grønn salat med fransk vinaigrette dressing

1 stor kopp fruktsalat (velg frukt og bær etter smak)

Tips for lekker, saftig biff

Dette trikset lærte jeg av en venn fra Argentina, og de kan virkelig det med biff... Det slår aldri feil! Få på kjøkkenviften på full spiker for det kan bli litt røyk...

La pannen bli brennvarm, ha i 1 ts smør og la det skumme fra seg. Beveg pannen så smøret fordeler seg jevnt. Når det er brunt, legger du i det ferdig krydrede kjøttet – og varmen forsegler omgående porene så det ikke trekker til seg fettet.

Svi det av på begge sidene, så snur og vender du, reduserer varmen - og steker det ferdig som du ønsker: Rått, medium, godt stekt. Du bestemmer, ut fra din smak og kvaliteten på kjøttet. Vær rask på labben så du ikke brenner kjøttet...

Velg og vrak med ulikt kjøtt

Hvis du ikke er tilhenger av rødt kjøtt, kan du bruke svinefilet, lam eller kyllingfilet. Men, prøv å variere med forskjellige typer så det blir spenning i matveien.

Server velsmakende tilbehør som bakt potet (bare en liten en takk...), bakt løk, ovnsstekte tomater – og en lekker, sprø, grønn salat med fransk dressing.

Et glass rødvin er lovlig, men bare ett. Du kan drøye det med å blande vinen med vann...

Siden det er helg kan du kose deg med en god fruktsalat med litt hakkede nøtter til dessert. Det er faktisk supersunt og ikke noen slankesynd....

Slank mat på restaurant

Joda, det er lett å ramle av den smale vei, så ta dine forholdsregler. Her er noen gode og velprøvde råd som kan hjelpe til å gi ekstra viljestyrke....

Skal du ut og spise i helgen? Da kan du bestille en liten, grillet biff, kyllingbryst eller lammekoteletter med salat og bakt potet. Alternativ: En skive grillet laks. Be om dressing separat. Si til kelneren at du ikke tåler for mye fett...

Unngå flytende kalorier

Drikk isvann med sitron eller alkoholfritt øl til maten. Iskaffe - med eller uten melk - er et godt alternativ til longdrinks. Vann med kullsyre, isbiter og sitronskiver i vanlig drinkeglass med sugerør er også helt greit på utesteder...

Unngå brus selv om det er light og zero varianter. De inneholder mye salt som binder vann, i tillegg til mye skitt som kroppen din ikke skal ha.

Det er lett å drikke masse kalorier

Husk at alkohol gir masse flytende kalorier, hele 7 kcal pr. gram. Ikke bare det, men det får deg til å miste mye av gangsyn og viljestyrke – og et glass blir gjerne til flere. Og hvorfor ikke en dessert – og en likør til kaffen...

Smart slanketips når du skal ut

Det er bedre å kutte det helt ut. Her er en super måte å spare masse penger på når du er på byen.

Ha med bilen (eller legg igjen bankkort hjemme, og ha med bare nok penger til middag og niks mer. Hvorfor?

Du fristes ikke til vin, drinker og ekstra kalorier uten å måtte låne penger. Og det gjør du ikke... Bankkontoen din blir fetere - og du blir slankere..

Det gjelder å styre mot målet: Din slanke, sunne kropp. Ikke skli ut!!!

Lørdag

Fransk, fylt omelett med fint følge

2 - 3 ss vann

Salt, pepper, hvitløk og litt olivenolje

2 -3 egg

Asparges

1 skive kokt skinke i strimler

Ruccola

Dette er en lettvinn og lekker fransk omelett med skinke og asparges. Du trenger 2 – 3 egg som du visper sammen med 2 – 3 ss vann. Smak til med salt, pepper og gjerne hvitløk.

Ha litt olje i varm panne, og hell eggeblandingen sakte i. Løft omeletten langs kantene og vipp på pannen så røren hele tiden renner innunder.

Den skal ikke stekes brun, bare bli myk og gylden. Når alt er stivnet, fyller du med biter av asparges og skinke – og bretter den sammen.

På tallerkenen har du salat, gjerne ruccola, som underlag for omeletten. Legg gjerne på mer asparges.

Som tilbehør er det godt med en tomatsalat med finhakket løk og lett vinaigrette dressing.

Siden det er helg kan du ta en skive toast (delt i triangler) – eller et halvt grovt rundstykke med litt meierismør og et glass tørr vin eller null-øl. Du kan selvsagt også bare holde deg til vann, iste eller iskaffe for ytterligere å spare kalorier. Til dessert kan du velge papaya, kiwi eller annen eksotisk frukt – i skiver eller som fruktsalat.

Søndag

Tunfisk Palm Beach

1 kopp kokt ris

Champignonsaus eller 1/2 boks champignon suppe

1/2 kopp dypfryste erter

1/2 kopp tunfisk i gele

Tomater og kruspersille til pynt

Det er en kjempe enkel, men deilig rett som du sveiver sammen på et blunk. Kok opp en liten porsjon langkornet ris.

Lag champignonsaus

1 kopp champignons (eller annen type sopp) i skiver, litt snittet hvitløk og finhakket løk. Fres i panne med litt olivenolje, og hell over litt grønnsakbuljong og melk. Kok inn til jevn konsistens. Tykne eventuelt med litt maismel utrørt i kaldt vann.

Slik anretter du

Ha en kopp kokt ris risen på tallerkenen, og fordel 1/2 kopp tunfisk i gele over. Hell den rykende varme sausen over. Pynt med tomater og persilledusker. En skive ristet grovbrød kan du gjerne ta ved siden av.

Du kan også velge den raskeste løsningen og varme 1/2 boks champignon suppe. Ikke bland den ut med vann, den skal ha konsistens som saus. Bland 1/2 kopp dypfryste erter i sausen, la de bli gjennomvarme – og ha i en liten boks champignon, eller skiver av fersk sopp..

Søndagsdessert kan du unne deg

Lag en frisk appelsinsalat til dessert. Skjær en halv appelsin i biter, og miks inn et par rosiner og hakkede mandler for ekstra smak.

Du kan også lage en anretning med oppskåret frukt og bær. Det smaker deilig og ser lekkert ut. Bruk yoghurt med litt honning eller Stevia i stedet for krem. Friskere og enda bedre.

Ekstra: Du kan også lage syltynne mini-omeletter (søt med Stevia...) som du serverer med f.eks. skogsbær og gresk yoghurt som du også smaker til så den er passe søt.

Yoghurten kan du også fryse så du får en sunn erstatning for iskrem.

Kapitel

5

DITT SLIMTRIM PROGRAM

Nå skal du få fastere former og bli mer fornøyd med kroppen din. Jeg anbefaler deg å bruke minst en halv time til å trene styrke- og fleksibilitet hver dag – og minst like mye til utetrening så du går deg svett og øker forbrenning og kondis.

Jeg har lagt opp SlimTrim programmet så du kan klare det, uansett alder, fysisk form, vekt og kondis.

Jeg har gjort det så det så enkelt og morsomt som mulig.

Det er øvelser som funker uten for mye dill-dall, her er det resultatene som teller. Og jeg skal love deg at dette vil stramme deg opp og forme figuren på raskest mulig måte.

Men, det kommer jo helt an på deg selv!!

Fortjener du en flott og fast figur? Ja da! Så kom igjen, her skal det trimmes og trenes så det suser!! Det er enkelt, og det er lagt opp så alle kan klare det, fordi jeg vet så inderlig godt hvor vanskelig det er å komme i gang med trening hvis man ikke liker det – eller føler seg "flink". Men, jeg vet av egen erfaring at du kan klare det...

Fra lubben og lat til slank og sprek livsnyter

Jeg har fortalt at jeg ikke er noen treningsnarkoman, heller det motsatte. Men, forfengelig har jeg alltid vært, og for å få form på min lubne kropp så ble det øvelser på stuegulvet.

Som barn hadde jeg dårlig helse, masse hals- og lungebetennelser - og elendig kondis. Jeg klarte ikke engang idrettsmerket. Ingen valgte meg på laget til ballspill - så jeg vet hvordan det føles å ikke strekke til fysisk.

Lubben og god var jeg også, fordi det var alt for mye god mat hjemme hos oss. Mamma og hennes søstre var pene damer, men for å være helt ærlig: Smellfeite!

Jeg har vokst opp med mislykkede slankeforsøk - og sett hva som ikke funker.

Kos & kalorier i kø

Jeg så på nært hold at damene spiste alt for mye og for fett, søtt og godt... De var eksperter på å sitte og kose seg og la skravla gå. Bevegelse var det mindre av, og trening var det ikke snakk om.

Friluftslivet strakk seg til å sitte ganske så stille på et pledd på picnic, enten det var på land, strand eller i skogen.

Jeg visste at jeg ville ikke havne i samme situasjonen, og som den bokelskeren og lesehesten jeg var, jeg gikk inn for å lese og lære om både mat og helse.

Det var logisk og egentlig ikke noe hokus-pokus annet enn å tilpasse det en spiser til det en forbrenner. For å spise mer og forbrenne mer, var det ikke annet valg enn å bevege seg og trene.

Ergo, jeg måtte finne en treningsform som passet til lille lubne og klønete meg....

Yoga var løsningen

Som 12 – 13 åring hadde jeg kommet over en biografi om en indisk gutt som gikk fra å ha elendig helse til å bli yoga guru! Wow, en flott fyr med en fantastisk fysikk. Han som hadde vært så puslete at han var døden nær.

Boken ga veldig gjenklang hos meg, og inspirerte lille frøken Torp så hun trente på stuegulvet - en øvelse av gangen. Og det var fantastisk, for dette var noe som passet min myke og plastiske kropp.

For første gang følte jeg at jeg behersket kroppen min, og det var fantastisk!

Jeg tilpasset øvelsene så det så ut som mer vanlig gym, for den gang var yoga helt ukjent og ansett som bare tull i Vesten.

Nå, generasjoner senere - trener millioner Vesten yoga, og vi ler av de som ikke forstå bæret av det i "gamle dager"...

SlimTrim er enkelt for alle

Mine treningsprogrammer er derfor i stor grad inspirert av yoga, fordi det er, etter min mening, verdens beste og mest komplette system for trening av både kropp og sjel.

Du lærer å beherske kropp og muskler, du får bedre holdning, og du kan trene deg til bedre helse samtidig som du får en vakker og velformet kropp.

Men, for nybegynnere kan en del av posisjonene være vanskelige på egenhånd - fordi de krever at du er ganske myk og bevegelig. SlimTrim øvelsene er derfor enklere, og alle kan få kjempebra treningseffekt fra første dag de prøver. Du kan øke på farta etterhvert, for det er futt og fart i treningen – ikke bare tøy og bøy i rolig tempo.

Musikken drar deg - og inspirer til innsats

Jeg synes det er gøy med heftig musikk som gjør deg munter og får farta på deg. Bare prøv med gamle travere som "I´m gonna live forever" og tilsvarende disco låter.

Tenk, nå er det snart femti år siden jeg lanserte mine Dataslank programmer kombinert med Shape-Up aerobicsklasser som ble en super suksess over hele landet! Jeg utdannet instruktører på løpende bånd.

Resultater uten like

Trening kombinert med mine dietter ga fantastiske resultater, og tonnevis med fett og milevis med centimetere forduftet. Oppskriften er fremdeles den samme, så bare stå på...

Og jeg? Joda, jeg er fremdeles i farta... Hver tirsdag er jeg på internasjonalt sertifiseringskurs for yoga instruktører hos en indisk topplærer her på Fuerteventura. Det er utrolig lærerikt og inspirerende – og bidrar til at jeg kan skrive bedre bøker om livsstil, kropp & sjel (og holde meg i form samtidig...)

Klart du kan

Nå har jeg i alle fall gjort treningsprogrammet så enkelt og effektivt som overhodet mulig. Det er ikke noe hokus-pokus ved noe, det er bare å følge beskrivelsene og gjøre så godt du kan.

Dette får du til

Er du klar for å sette i gang for fullt. Eller er du redd for ikke å klare det? Føler du deg utrenet, lubben og klønete? Har det stoppet deg fra å begynne på et treningssenter eller pese rundt i joggeløypa?

Slutt å bebreide deg selv!!!

Slutt å si at du er lat, treig og uten viljestyrke. For nå har du tatt tak i problemet!

Nå har du startet på løsningen. Gratulerer!!

Du sitter nå og leser om hva du skal gjøre de neste tre ukene som deltaker på kurset mitt, og nedtellingen til slankere, flottere kropp begynner nå. Akkurat NÅ!!!

En – to – tre start

Få fart på deg, og lær deg ditt daglige treningsprogram. Jeg har satt sammen SlimTrim som har fantastisk mange fordeler. Når du først har lært deg grunnlaget så kan du plusse på og utvide med masse flotte øvelser etter hvert.

Og det er ikke bare starten på en slankere kropp, men på "et nytt og bedre liv".

Ditt nye, aktive liv

Kom deg inn i en ny og god sirkel. Jeg har gjort det så enkelt at alle kan klare det.

Start på stuegulvet – i det små – uten at noen ser på deg. Det er bare deg og kroppen din det dreier seg om, og dere må bli en samkjørt enhet som skal trives sammen. Velg minste motstands vei, og ikke slit deg ut i starten. Da mister du mot og motivasjon.

Men, lov meg at du bruker minst 30 minutter hver dag. Det fortjener kroppen din...

Kroppen er ditt beste treningsutstyr...

De beste hjelpemidlene dine er din egen kropp, din innstilling og en god yoga matte. I tillegg er det bra med motiverende musikk som "drar" deg.. Det finner du i mengder på nettet, og du bør lytte deg igjennom til du finner det som gir gjenklang i deg.

Sjekk holdningen din

Har du tilgang til et stort speil så er det helt fantastisk i begynnelsen når du skal lære øvelsene! Det hjelper deg til å gjøre de forskjellige posisjonene riktig fordi du kan se både holdning og bruk av muskler.

Men, du klarer deg godt uten – du får bare seg deg for ditt indre blikk og ta hver øvelse sakte i starten til du behersker programmet "i blinde".

Yoga er grunnlaget for effektiv trening - også for SlimTrim

Jeg synes ikke noen annen trening kan måle seg med yoga. Øvelsene gir styrke, fleksibilitet, kondisjon og balanse.

Det former figuren og får både deg og kroppen din mer harmonisk. Det er trening for både kropp, sjel og sinn.

Du kan trene hvor som helst, når som helst – og du trenger ikke noe utstyr annet enn en matte.

Men, hvis du er stiv og utrenet så kan det være vel krevende i starten, så her har du mine SlimTrim øvelser som er enkle uansett alder og fysisk form.

Fra Shape-Up til SlimTrim

Alle treningsprogrammer jeg har laget er basert på yoga, fra Shape-Up aerobics, styrketrening, figurforming - til mine SlimTrim programmer du kan gjøre hjemme.

Det er musikk, tempo, sammensetning og rekkefølge som har vært forskjellig. Jeg har unngått å bruke for mye fremmedartede begreper, men bokstavelig talt normalisert det til våre forhold og tankesett.

Men, kjernen i øvelsene mine har alltid vært den samme: Yoga.

Populære treningsformer som Pilates er også i hovedsak yogaøvelser som opprinnelig ble plukket ut for å trene dansere til i hovedsak styrking av kjerneområdene mage og rygg. (core trening).

Enkelt og effektivt

Jeg har plukket ut enkle, effektive øvelser som alle kan klare. Posisjonene gir styrke, balanse, bedre koordinering, bedre figur.

Riktig pust er viktig

Igjen, inspirert av yoga. Det gjelder å puste skikkelig når du trener - det vil du merke på både kondis, hudens kvalitet, glød og utseende i løpet av kurset.

Ikke vær redd for at du klarer det, ta bare litt av gangen og gradvis vil du komme inn i rutinen - og så går det automatisk!

Pugg hver øvelse

Mitt beste råd til deg som er ganske utrenet, er at du konsentrerer deg om en øvelse av gangen til den "sitter". Deretter trener du hele sekvensen, sakte og kontrollert – og legger gradvis inn bedre flyt.

Når du behersker alle øvelsen kan du trene alle i sammenheng!

Det blir ditt daglige program, ikke bare nå under kurset - men hver dag i livet ditt. Du skal få det inn som en rutine på linje med tannpuss.

Legg gjerne til andre øvelser for spesifikke områder etter hvert som du blir bedre kjent med kropp og muskler.

Jeg tror bestemt at den daglige treningen din skal være såpass enkel at du kan gjøre den "i blinde".

En fast del av livet ditt

Målet er at det blir en fast rutine som du kan gjøre uten huskelapper. En rutine ikke bare nå, men i resten av ditt liv. Så min oppfordring til deg er: Ikke gi opp!! Pugg programmet til det sitter. Kroppen og sjela di vil takke deg!!

For å gjøre det enkelt å huske, har jeg en plansje med vignetter av alle øvelsene som huskelapp - samt vignetter av flere av øvelsene. Men, hvis du leser beskrivelsene nøye nok og følger dem, så vil du klare det.

Yogapust er utrolig nyttig for deg

Tilstrekkelig oksygen må til for å effektiv forbrenning. Start med å lære å beherske pusten din.

Tren på de enkle pusteøvelsene mine. De vil garantert øke ditt oksygenopptak, gi deg bedre kondis, penere hud og bidra til å stresse deg ned. Pusteøvelsene er en vesentlig del av yoga, og etter min mening svært viktig å lære for alle som vil ha bedre helse.

Kontrollert pust hjelper til å styrke lungene, bedre innånding og sirkulasjon generelt - og gi mer effektiv utånding som renser blodet.

I alle pusteøvelsene sitter du i yoga stilling med rett rygg og avslappede skuldre (skulderbladene bakover) – og lang hals. Du kan gjerne ha håndflatene samlet foran brystet.

Øk oksygenopptaket

Når du trener, er det viktig at du puster dypt nok både inn og ut. Det er alt for mange mennesker som har en overfladisk, grunn pust, og ærlig talt – da er det mye gammel og dårlig luft nederst i lungene…

Det er kjempeviktig å lufte seg godt ut hver dag, også i frisk luft – ikke bare "død" inneluft. I begynnelsen kan det være at du hoster mer enn vanlig, og det er fordi luftveiene trenger å renses for lagret slim og forurensing. Host opp så du får pustet med reale magadrag, det er superbra for deg og oksygenopptaket ditt.

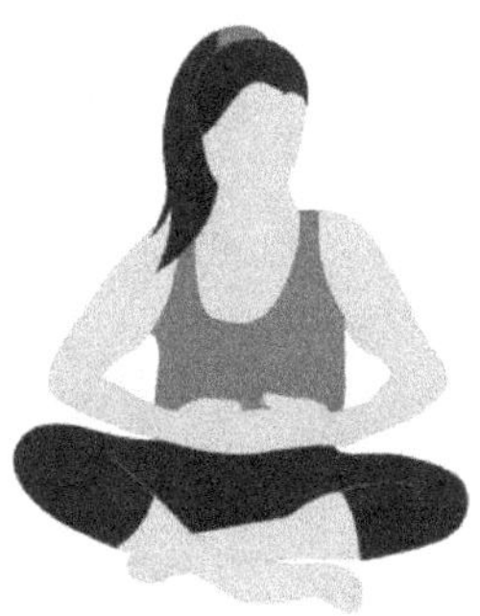

Mellomgulv & sirkel pust

Sitt i yoga stilling. Jeg anbefaler at du puster inn gjennom nesen, og puster ut gjennom munnen på samme måte som når du blåser ut et lys. Dette er en av de aller beste teknikkene for å øke lungekapasitet og rense ut hvis en har hatt forkjølelser med "tett bryst" og tendens til hoste.

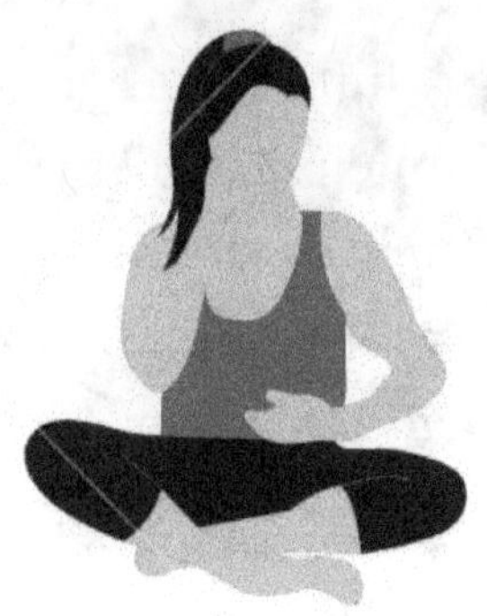

Pust ut & inn – tell til ti

Spiss munnen og pust sakte ut mens du teller til ti. Pust helt til du er tom for gammel luft og MÅ trekke pusten. Så trekker du pusten dypt inn gjennom nesen så brystkasse/ribbena og magen utvider seg så mye som mulig. Deretter slipper du pusten sakte ut igjen og trekker sammen mage og brystkasse. Dette gir bedre helse og funksjon til organer, sirkulasjon, samt stimulerer nervesystemet.

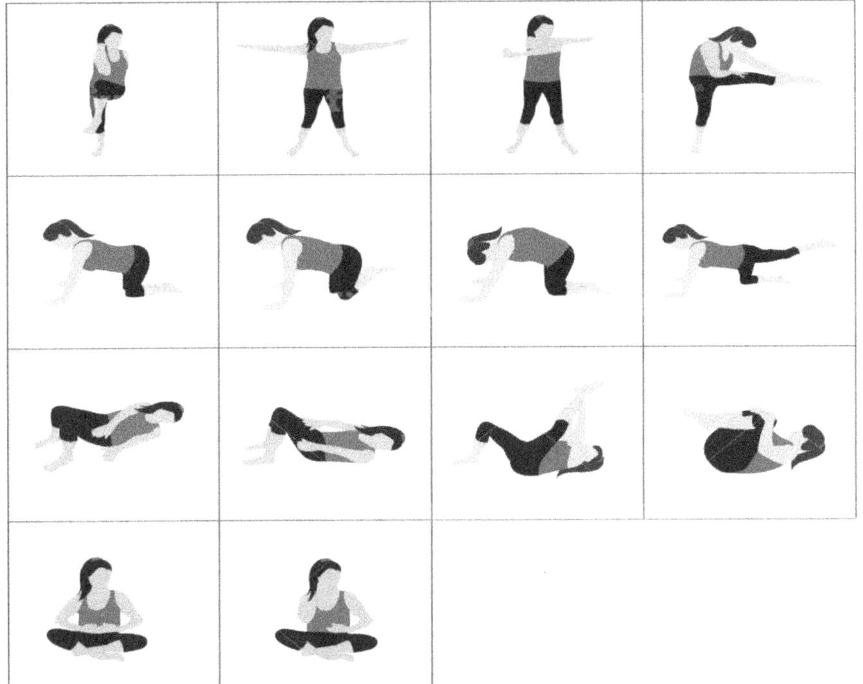

Den vet best. Selv om du er stiv og utrenet i starten, så tar du i akkurat såpass at du kjenner det. Jeg skal love deg at du vil få skikkelige forbedringer bare i løpet av den første uken.

Tren deg yngre, friskere og sprekere

Denne plansjen gir deg en rask oppsummering av de viktigste SlimTrim øvelsene. Ta en av gangen – og la deg inspirere ved at jeg - som er årgang 1941 – bruker disse øvelsene daglig. Jeg hopper og spretter som alltid. Ja, litt mer andpusten blir jeg nok - litt mer skrukkete i skinnet er jeg også, men stort sett så er jeg kjempegode venner med kroppen min.

Den får nok bevegelse til at den funker uten for mye protester....

Så ikke gi opp om det knirker litt – eller er litt ubehagelig. Bare stå på du – og tøy grensene dine litt mer for hver dag! Livet er som kjent ikke for pyser!

Før du vet ordet av det suser du igjennom treningsprogrammet ditt så svetten renner og treningsgleden bobler.

Få opp pulsen – ha det gøy

Er du klar? Har du på deg komfortabelt treningstøy og gode joggesko? Få på musikk som gjør deg glad og opplagt.

Selv elsker jeg som sagt god, gammel disco-musikk, og du har sikkert dine favoritter fra din ungdomstid som kan få opp puls og humør.

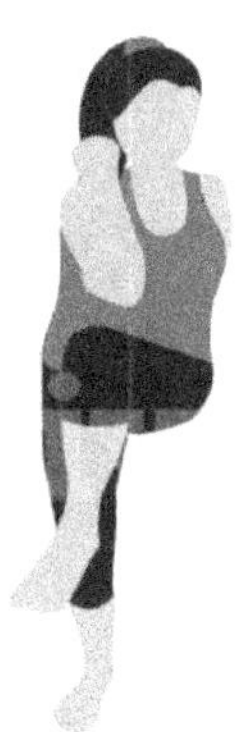

Start med å stå med rett rygg og hold magen inn. Det er veldig viktig å ha kontroll over kroppen, og bli best mulig kjent med den.

1.Jogg & Løft

Start med å jogge på stedet mens du puster skikkelig dypt ut og inn. Få farten på deg. Løft knærne mot brystet mens du jogger i vei. Det gjelder å få opp varmen. Bruk armene – frem og tilbake – ut og inn. Gå til høyre – en, to, tre, hopp – til venstre – en, to, tre, hopp – osv. Det er ikke så farlig hva du gjør, bare det får deg varm og andpusten.

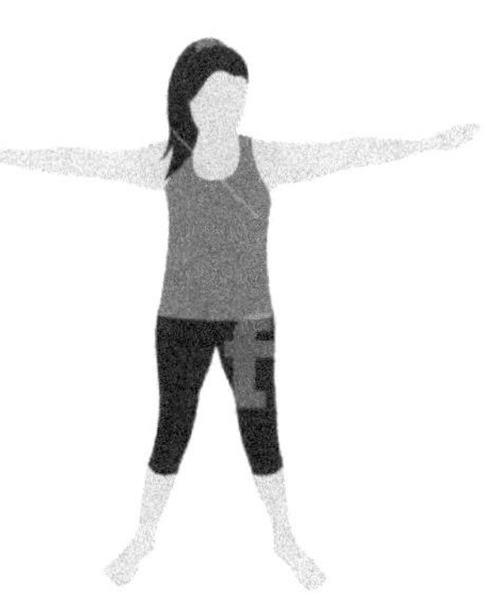

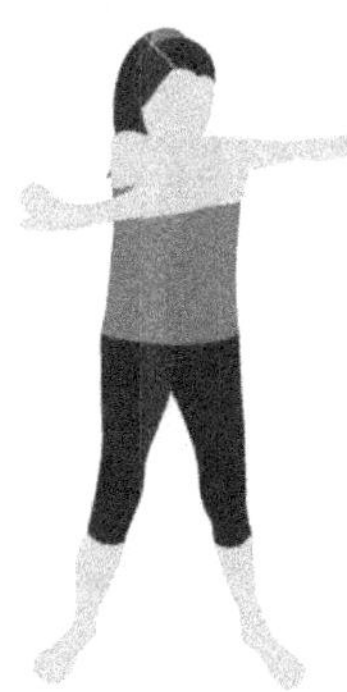

2.Kryss-kryss

Stå rett med armene ut til sidene i skulderhøyde. Ha lave skuldre og lang nakke. Kryss armene med rette albuer foran brystet fem ganger, deretter krysser du over hodet fem ganger, Trekk skuldrene godt bakover, og kryss bak hoftene. Gjenta.

Husk å ha rette knær, hold magen inn og stram setemusklene hele tiden. Pust i takt med tellingen. Når du har taket på det og er i bedre form, kan du jogge og hoppe samtidig.

3.Diagonalsving- ta på tærne

Stå rett og ha bena ca. 50 cm fra hverandre. Knærne over tærne…. Strekk armene opp så høyt du kan og sving venstre arm ned og berør høyre fot – mens høyre arm svinger bakover.

Strekk deg opp igjen og gjenta med høyre arm mot venstre. Avpass tempo etter din fysiske form.

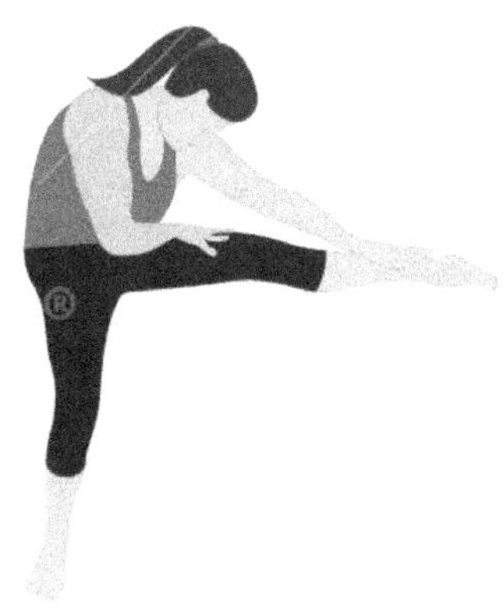

4.Strekk lår & legg

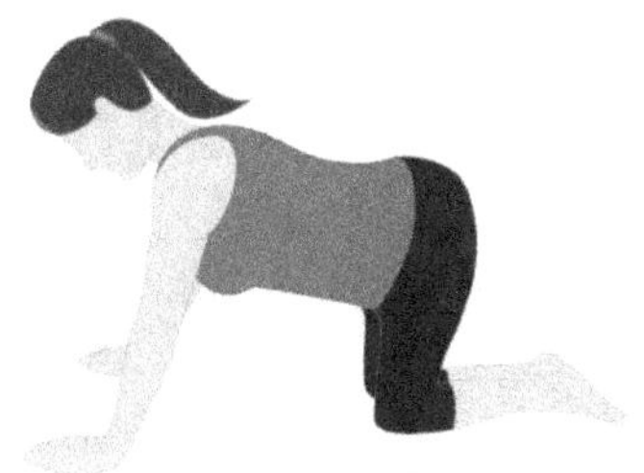

Stå rett og løft høyre ben så høyt du kan med rett kne. Støtt benet (rett kne) mot en stol, en hylle – et bord eller lignende. Føl deg som en ballerina. Ta tak i ankelen med begge hender, og bøy med rett rygg så langt ned du kan Se opp og frem hele tiden. Tøy fem ganger, slapp av og gjenta med venstre ben.

Hold ryggen så rett som mulig, og hold magen inn ved å bruke musklene aktivt. Husk å puste dypt. hele tiden.

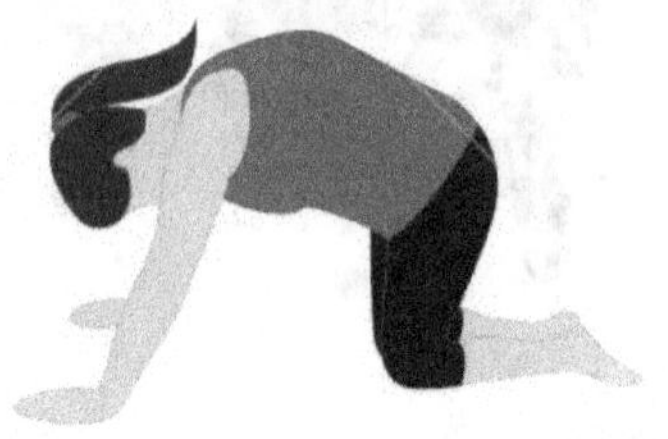

5.Skyt rygg

Knel på alle fire, pust helt ut. Trekk pusten dypt inn mens du skyter rygg som en katt. Trekk magen godt inn hele tiden, og bruk magemusklene. Unngå svai. Gjenta.

Stå i samme stilling på alle fire. Rette armer, len deg på håndflatene. Så kan du ta push-ups ved å bøye deg i albuene - og få ansiktet så nært gulvet som mulig. Nå du er sterkere, kan du løfte leggene og ha hælene så nær rumpa som mulig mens du gjør push-ups. Den er super effektiv som styrkeøvelse.

Hold kontroll over magemusklene - ikke svai i ryggen!

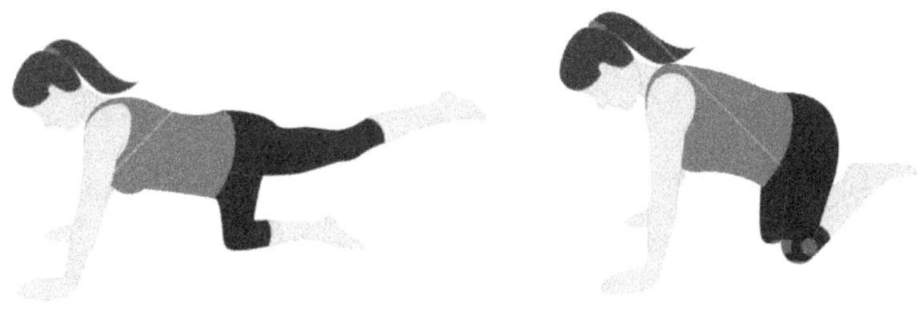

6.Strekk rygg & armer

Ha samme stillingen. Løft et ben av gangen og strekk ut så langt du kan. Når du kjenner deg stødig, kan du strekke høyre ben samtidig som du strekker venstre arm rett ut - og omvendt.

Det krever litt balanse, men er en flott øvelse som tar mange muskelgrupper samt balanse. Bruk magemusklene hele tiden til å støtte ryggen. Ikke svai, det belaster korsryggen.

PUSH UP

Knel i samme stilling. Ha rette armer med håndflatene i gulvet og fingrene pekende rett fremover. Pust dypt ut mens du bøyer albuene så ansiktet ditt nesten berører gulvet. Hold og tell til ti. Pust inn mens du retter ut albuene. Gjenta.

Når du er godt trenet, så ligger du på magen på gulvet med hele kroppen strukket ut. Så tar du push ups på samme måte, og bruker magemusklene aktivt så du ikke får svai i korsryggen.

SYKLING

Ligg med korsryggen presset mot gulvet. Armene langs sidene. Løft overkropp, ben og armer litt opp fra gulvet, og gjør langsomme sykkelbevegelser. Kjenn at alle musklene jobber og strammes godt. Avslutt med en hurtig sykkeltur.

NB. Dette er en super måte å få opp opp kondisjonen på hvis du tar et kvarter hver dag. Start med noen minutter og jobb opp formen akkurat som du gjør på trimsykkel. Husk bare at du bevisst bruker magemusklene hele tiden til å støtte ryggen.

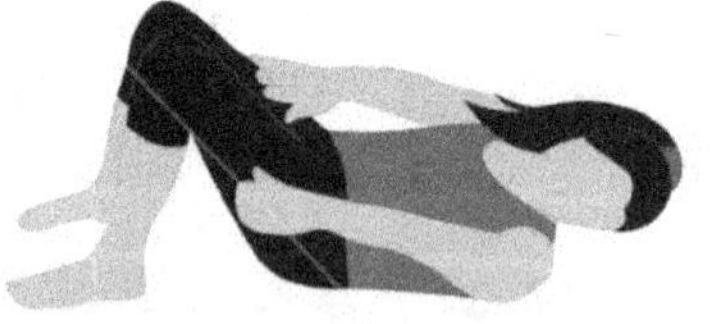 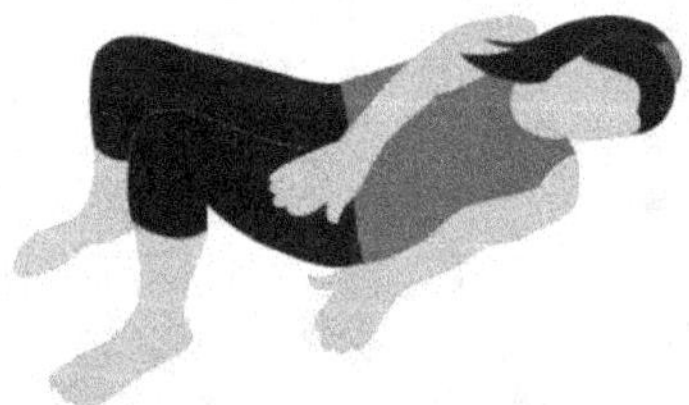

SIT UPS

Ligg på samme måte, bøy knærne og ha fotsålene i gulvet. Bruk magemusklene til å løfte deg opp. Slapp av i nakken og ikke bruk den til å løfte.... Hold armene rett ut til sidene mens du løfter og teller til ti, slapper av og gjentar. Hold deretter armene fremover, løft, tell til ti – og gjenta.

SKRÅ SIT UPS

Løft armene med rette albuer til høyre, drei og løft kroppen (korsrygg i gulvet) – løft, tell til ti – og gjenta. Løft og gjør samme øvelsen til venstre. Slapp av - og så skal du løfte høyre ben mot brystet, løfte deg med magemusklene og ta venstre albue mot høyre kne.

Skift ben, og la høyre albue berøre venstre kne. Du kan ta den sakte versjonen hvor du holder posisjonen og teller til ti mens du puster dypt hele tiden - og passer på at du løfter med magen, ikke med nakken....

Du kan også ta øvelsen i raskt tempo når du er sterkere og har bedre kroppskontroll. Da kjører du i vei så du blir skikkelig god og svett. Flott øvelse for å stramme opp hele kroppen.

KRISS-KROSS LEGS

Rett deg helt ut. strekk ut bena og strekk armene med rette albuer sidene. Ha fingerspissene i gulvet. Løft skuldrene fra gulvet og se mot navlen . Press korsryggen i gulvet så du ikke svaier!! Løft bena med rette knær og kryss dem hurtig over hverandre i en saksebevegelse. Kjenn hvordan magemusklene jobber! Jo lavere du holder bena, jo mer belastning gir det – så vær forsiktig hvis du har svak rygg eller tendens til ryggproblemer! Da MÅ du ha korsryggen i gulvet hele tiden!

Dette er en super øvelse for å få flatere mage, smalere midje, fastere lår og rumpe.

Jo oftere du tar den, og jo fler repetisjoner du tar, jo raskere er du på vei mot målet ditt: En fastere, flottere figur!

PUPPELØFT

Sitt på gulvet i yogastilling med rett rygg. Hendene holdes sammen foran brystet, albuene er utover i skulderhøyde. Pust helt ut. Trekk pusten dypt inn mens du presser hendene hardt sammen. Hold og tell langsomt til ti. Slapp av, pust dypt og langsomt ut – og gjenta.

RETT UT

Legg deg helt rett ut med armene langs sidene. Pust dypt inn (med lukket munn) mens du teller langsomt til ti – og pust like dypt ut mens du teller til ti. Tøm deg helt! Gjenta minst fem ganger – gjerne mer. Er du stresset så er dette en flott avspenningsøvelse!!

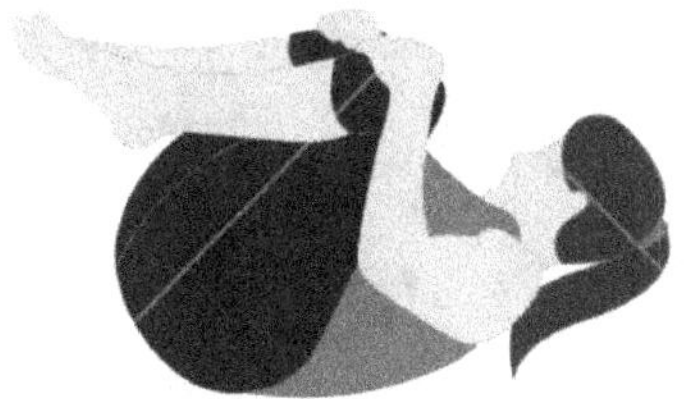

STREKK UT

Ligg i samme stilling, og bøy knærne så de er over brystet. Hold rundt anklene. Press mot brystet mens du teller langsomt til tyve. Pust dypt hele tiden og lytt til kroppen din og hvilke signaler den sender deg. Vift vekk alle andre tanker,, la det bare være kroppen din og deg som samarbeider uten ytre forstyrrelser eller virrende tanker.

Stress ned og gjenta i "Alt er godt i mitt liv" som et mantra.

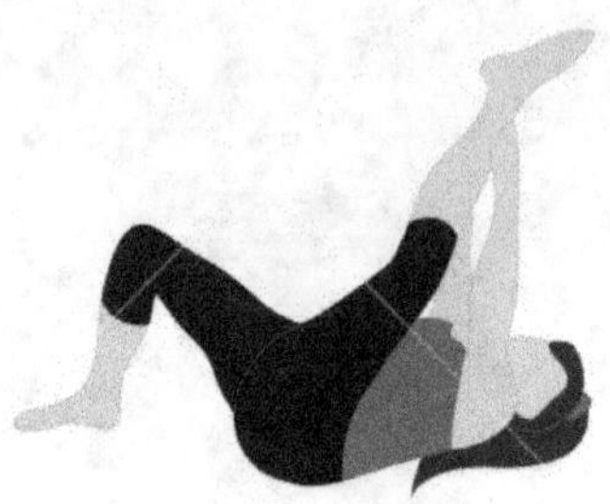

TØY – TØY – TØY

Ligg fortsatt på ryggen. Rett ut og løft høyre ben m2.ens du holder rundt ankelen (eller så langt ned på leggen som du klarer. Så tøyer og strekker du benet med rett kne opp mot taket. Strekk benet bakover så langt du kan og kjenn av du strekker godt ut. Repeter 5 ganger, deretter strekker du venstre ben på samme måte. Gjenta så mange ganger du orker. Du vil se at du kommer litt lengre for hver dag. Det er forbausende fort å bli mykere og mer spenstig. Det har enorm betydning for din fleksibilitet, balanse og bevegelighet generelt.

RYGGSTREKK

Rull over på magen. Strekk venstre arm og høyre ben ut så laaaaaangt du bare klarer. Gjenta fem ganger, og strekk deretter høyre arm og venstre ben på samme måte.

Legg deg ned på magen og pust ut. Ta tak i anklene (eller leggene) og bøy bena så de ligger tett mot rumpe og rygg. Press. Gjenta.

SLAPP AV OG STRESS NED

Avslutt med å strekke deg helt ut. Så ruller du deg rundt så du ligger på ryggen.. Gjør deg så lang du kan. Pust regelmessig og ros kroppen din for innsatsen – og si til deg selv at du elsker å trene og at du er i toppform.

Reis deg langsomt opp, virvel for virvel – til du er rett igjen.

Rist løs som om du var en filledukke.

Bedre og bedre dag for dag....

START MED MINST 10 REPETISJONER AV HVER ØVELSE.

TREN GJERNE BÅDE MORGEN OG KVELD

AVSLUTT MED Å STREKKE DEG GODT UT & SLAPPE AV

ROS KROPPEN DIN! FORTELL AT DEN ER FANTASTISK!!

Jeg har satt sammen forskjellige øvelser som gjør at du må bruke både hjernen og kroppen din på mange forskjellige måter. Du vil også se at du ofte går fra liggende til stående. Igjen, det er med hensikt så du skal få bedre balanse og bevegelighet generelt.

Gjør så godt du kan, ikke gi opp – og i løpet av en ukes tid skal du se hvor enkelt og greit det går.

Lær stressmestring

Avspenning og stressmestring er viktige faktorer for alle som vil ned i vekt og inn i mål. Hvorfor?

Fordi stress påvirker hormonene dine - og endrer hundrevis av biokjemiske prosesser i kroppen din! Blant annet fyker produksjonen av kortisol i været. Det er et hormon som fører til økt fettlagring spesielt på mage/midje området.

Ved å stresse ned, kan du lettere få kroppen til å gi slipp på det farlige bukfettet – og generelt få kroppen din til å fungere mye bedre.

La kroppen din bestemme

Hvis du ikke klarer å ta posisjonene helt ut, så tøyer du bare til kroppen din sier stopp.

Du tøyer litt lengre hver gang, og vips – så klarer du det. Øvelse gjør mester – hvis du ikke gir opp.

Varier tempoet

Det er to måter å praktisere øvelsene på. Den ene er langsom og meditativ med gode pauser i ende posisjonene.

Den andre måten er dynamisk og rask. Da lar du pusten "dra deg rundt" i så høyt tempo at du svetter.

Tips: Ikke gi opp, men ta hver øvelse rolig og behersket mens du puster dypt og rytmisk. Du vil bli merkbart flinkere for hvert forsøk, så stå på for deg selv!

Hvis du etter hvert som du er sterkere og mykere, har lyst til å lære yoga eller Pilates, så anbefaler jeg deg å søke på YouTube. Det er utrolig mange bra yoga- og treningsvideoer. Ta en titt, og se hvilke instruktører som tiltaler nettopp deg, og sett i gang.

Tre gode treningsråd

1.Tren til fast tid hver dag.

2.La kroppen din bestemme hvor hardt du skal ta i.

3.Gi litt ekstra så du svetter og blir litt sliten....

Kapitel

6

KONTROLL OVER LIV OG FREMTID

När du først har kjøpt boken min, er jeg veldig opptatt av at du skal få resultater. Du ønsker å få en sunnere. slankere kropp - og det kan du få, hvis du virkelig vil!

Men, det krever en viss dose selvdisiplin, fordi du må følge både diettene, treningen - og sette deg inn i det du skal lære i løpet av kurset.

Min erfaring er at det er treningen som er den største bøygen for å lykkes. Det er faktisk enklere å redusere kalorier og legge om kostholdet, selv om det bare er en del av hemmeligheten bak en slank og sunn kropp.

Ikke dropp treningen

Har du bøttevis med unnskyldninger for å utsette treningen? Forteller du deg selv at du kanskje ikke har viljestyrke nok til å gjennomføre det? Er det fordi at du egentlig ikke gidder, orker eller vil gjøre noe særlig krevende?

Håper du at det holder bare med å følge dietten?

Nei, det gjør det ikke. Vitsen må være at du får en sprekere livsstil - og en sprekere kropp. Du trenger faktisk ikke viljestyrke - du trenger selvkontroll.

Ikke utsett - ikke gi opp

Du MÅ la treningen bli rutine!! Selv om du bare gjennomgår øvelsene en gang hver i starten. Selv om du føler deg stiv som en stokk og helt klønete - så bare gjør du det du kan. Du tar på treningstøyet - du finner frem yoga matten - du setter på musikken, og så bare gjør du øvelsene - en av gangen.

Du behøver ikke å ha lyst

Livet er fullt av ting vi må gjøre selv om vi ikke liker det. Det er umoden holdning til livet at vi bare skal gjøre det vi har lyst til. Det er uselvstendige småunger som setter seg på bakbena for å trasse seg til det de vil - eller slippe det de ikke vil…

Det er merkelig mange voksne som har mye indre trass, men bruker andre teknikker både overfor seg selv og andre.

Du bare gjør det!!

Tenk over det. Tenk over alt det vi må gjøre hver eneste dag - enten vi liker det eller ikke – hvis vi vil ha livet vårt til å fungere. Vi bare gjør det!

Vi står opp om morgenen for å komme på jobb eller komme i gang med dagens gjøremål. Selv om sengen er deilig og dynen er varm, så er det bare å komme seg ut av den og sette i gang.

Vi støvsuger, vasker gulv, vasker klær og pusser vinduer – enten vi liker det eller ikke. Vi bare gjør det så vi har det rent og beboelig. Vi pusser tenner, vi lager mat. Vi gjør det vi må for å eksistere og klare oss her i livet.

Alt er ikke bare moro, men - vi gjør det fordi det er nødvendig.

Rutiner må til for å ha et godt liv

Vi lærer barna våre det samme. De må opp av sengen, spise frokost, gå på skolen, re opp og rydde på rommet sitt. Om de protesterer så får de klar beskjed om at de bare må, enten de liker det eller ikke. Det er rutiner som er nødvendige for et normalt liv, og for at de skal klare å ta ansvar for seg selv - og forsørge seg selv.

Har du en sykdom som gjør at du er helt avhengig av daglige medisiner, så tar du jo medisinen (hvis du ikke har et dødsønske da...).

Sunn livstil er livsviktig medisin

For å være super ærlig, så er en skikkelig dose med både trening og sunn mat, like viktig for å overleve. Og du får ene og alene positive bivirkninger som gjør deg friskere, yngre og sprekere både i sinn og skinn. Gratis er det også!

Sunnere livsstil er også en rutine

De fleste av ønsker å ha en sunn kropp, en tiltrekkende kropp, en kropp som gjør det vi vil uten for mye protester.

Vi ønsker å unngå sykdommer og helseskader som begrenser oss og livet vårt.

Det krever at vi har en relativt fornuftig og sunn livsstil, med en miks av bra kosthold, nok bevegelse og fysisk aktivitet - og tilstrekkelig trening av de små grå så vi holder oss i form også mentalt.

Daglig dose

For å klare det, er det ikke nok å ønske seg det - det krever innsats i form av daglige rutiner. De fleste ønsker også å ha et godt utseende, pen hud og ikke få unødvendige aldringstegn. Igjen, det krever daglige rutiner i form av egenpleie av ansikt og kropp - utenpå og inni....

Du kan ikke få kjøpt disse løsningene - uansett hvor rik og mektig du er. Du må nemlig gjøre jobben selv. Derfor er det like godt å få innarbeidet en sunnere livsstil som en rutine vi må følge, fordi det er bra og best for oss. Det skal være noe vi gjør det automatisk uansett vær og føreforhold.

Velg å like det som er bra for deg

Og vet du hva, du kan begynne å fortelle deg selv at du liker det - rett og slett hjernevaske deg selv til nye og bedre holdninger. Hvis du sier til deg selv: Trening er moro, jeg er bare så flink - jeg elsker å være i farta osv.... så tror faktisk hjernen din på det, og gradvis hjelper den deg til å skape virkelighet ut av beskjedene.

Vil du være med på leken må du smake steken...

Du må rett og slett oppdra deg selv. Bestemme deg for hva du vil lære, hva du vil oppnå, hvordan du vil ha det. Hvis du vil bli slankere, sprekere, sunnere og penere så er det flott!!

Men du må betale prisen. Du må spise annerledes og kanskje mindre – du må bevege deg mer – og du må ta ansvar for deg, kroppen din og livet ditt.

Hvem vil du være? Hvem vil du bli?

Bestem deg. Tenk grundig over hvordan vil du ha det? Nå i sommer – om et år – om fem eller femten år...

Hvem er du når du kommer til pensjonsalderen? Er du overvektig og utrenet, klumsete og med masse helseproblemer på grunn av en stillesittende livsstil og for mye mat og drikke?

Eller er du rimelig slank og fast i figuren, og kanskje enda sprekere enn du er i dag fordi du har gjort en liten innsats for deg selv – hver dag?

Egentlig tror jeg kjernen til din "skjebne" ligger i ditt forhold til deg selv.

Vær snillere mot deg selv!!

Er du såpass glad i deg selv at du belønner deg med å ta virkelig godt vare på deg? Eller straffer du seg selv ved å neglisjere kropp og utseende så din indre stemme som sier "du er ikke verdt å ta vare på", får rett?

Du fortjener å bli ditt beste jeg

Våg å gå inn i deg selv hvis du har mistanke om det siste. Våg å analysere deg selv så du finner ut hvem som har feilprogrammert deg.

Du finner sannsynligvis ut at det er personer som ikke tror de er noe, og som har vært nødt til å tråkke på andre for å føle seg bedre.

Du må frigjøre deg fra slike manipulatorer, både psykisk og fysisk for å få ditt eget frie liv og livsglede igjen. Hvis det er virkelig graverende, søk hjelp og få ryddet opp i fortiden.

Ikke utsett til neste mandag

For de fleste andre er det vel mer snakk om droppe utsettelser, og å ha så lyst på resultatet at vi er villige til å gjøre den endringene som er nødvendige. Du må gi noe for å få...

Hva er det du må gi for en få en flottere, sunnere, slankere kropp? Er det å måtte gi slipp på de gode ting i livet, leve asketisk og synes synd på seg selv? Er det å måtte slite og streve og savne det du liker best?

Nei, nei og atter nei!!

Du kan få så mange fordeler med en ny og bedre livsstil at du vil lure på hvorfor i all verden du ikke kom i gang før. Kanskje du allerede nå skal snu tankegangen din! Sett opp en liste over fordeler og ulemper! Du må rett og slett få en smartere livsstil!

Bestem hvem du vil være

Hvordan har du det nå, hvordan vil du ha det? Du bestemmer som sagt i enorm grad både hvordan vil du se ut og føle deg 10 år fra nå! Så, kjære medsøster, sett i gang med første etappe på din vei til en varig sunn, flott kropp og utseende.

Nå gjelder det kjære deg. Nå er du i gang med kurset.

Nå har du tre ukers intens innsats foran deg for å bli den beste versjonen av deg selv.

Dette er første etappe på 7 dager på veien til din slanke, sunne og spreke kropp. Det klarer du.

Stå på, sett i gang – og bare gjør det.

Du fortjener å bli den flotteste versjonen av deg selv, og få frem alt det beste i deg. Unn deg å være glitrende glad fordi du har bestemt deg for å lære hvordan. Du klarer det hvis du vil. Vi heier på deg!

Tenk litt over.....

Hva er det viktigste du har lært til nå?

Hva er ditt hovedmål med denne boken?

Hva er dine tre viktigste utfordringer?

Hva må du lære mer om?

Hvordan vil du være 6 måneder fra nå?

Kapitel

7

NY & SLANK UKE 2

En uke har gått allerede. Jeg håper du har lært mye – og at du gleder deg til å lære mer, få nye oppskrifter og ny inspirasjon.

Nå gjelder det som aldri før å henge med, følge alt du lærer i boken - og gå inn for en sunnere, slankere kropp med liv og sjel.

Det er ingen vits i å lure seg selv

Du vil se på vekten og i speilet hvor mye innsatsvilje du legger i deg selv.

Du kommer til å føle deg fantastisk når disse 4 ukene er over. Og vet du hva? De er jo bare begynnelsen på et slankere, sunnere og mye bedre liv.

Det kan godt hende at du har en god del kilo å ta av, og vet du hva? Da begynner du bare på uke 1 igjen. Så enkelt er det.

For hver repetisjon vil du bli mer og mer dyktig på alle områdene av en friskere livsstil – og gjett om det vil gi fantastisk positive utslag på hele din livskvalitet.

Begynn å liste opp alle fordelene for deg selv!

Fortell deg selv hvor heldig du er som har fått kontroll over spisevanene dine og over kroppen din, over.

Fortell deg selv hvor enormt heldig du er som kan trene! At du har bevegelighet og muligheten til å trene deg opp selv om du har vært i dårlig form.

Tenk hvor heldig du er som bor i et av verdens vakreste land – med tur- og friluftsmuligheter like rundt hjørnet – nesten uansett hvor du bor.

Tusen-takk for alt du har

Møt hver morgen med tusen-takk for livet, for alle de fordelene du har. Det du har av problemer har løsninger, det gjelder bare å ta tak i dem på en konstruktiv møte.

Ikke gi opp selv om sulten skulle gnage litt – og du nesten ikke orker tanken på å trene. Få på musikk som gir deg et spark i baken. På med treningstøyet. Bøtt ned friskt og godt vann – og skyll fjeset med iskaldt

Knask på noen gulrøtter, en skive kålrabi eller noen selleristilker. – og stå på for ditt sunne, spreke, flotte selv. . land med så bare stå på for deg selv!!

Kom igjen – du er ikke av typen som gir opp.

Du har tæl!

Kapitel

8

DU KAN - HVIS DU VIL

Hei kjære deg som tripper, slentrer eller jogger på den sunne, smale vei mot din nye kropp. Er du i full fart mot målet og føler deg superflink etter en uke på kurset?

Fantastisk, da kan du nesten hoppe over dette kapitelet og gå direkte videre på ukens program.

Eller les det og kos deg over vinner innstillingen din.

Men kanskje du har utsatt det litt – og egentlig ikke kommet helt i gang?

Kanskje du ikke har tatt deg tid til å lese den første delen av boken nøye nok? Du har kanskje bare skumlest det og tenkt at det holder hvis jeg bare følger dietten?

Kanskje du har prøvd litt halvhjertet et par dager og følt deg litt sulten, litt sugen på noe godt – og er litt oppgitt av å ikke kunne unne deg det ekstra du fyser på?

Da trenger vi å ta et lite oppgjør – her og nå.

Skjerp deg – ta deg selv på alvor

Nå har du kjøpt boken, og det betyr at du har lyst til å satse på en slankere kropp – en bedre livsstil – og oppnå et utseende du er fornøyd med. Flott, det er en super målsetning. Men, for å gjøre drømmer til virkelighet kan vi ikke bare sitte og drømme, vi må hjelpe til litt selv...

Punkt en: Ikke syns synd på deg selv fordi du må spise sunnere, slankere mat eller røre mer på deg. Det nytter dessverre ikke å gjøre som Ole Brumm og si Ja takk, begge deler.

Her er det klare valg. Enten – eller...

Enten fortsetter du på den smale vei, og blir hoppende glad når du kaster klærne og avduker kroppen din foran speilet.

Eller så gir du blaffen og fortsetter å være like misfornøyd med kropp, livsstil og utseende.

Vil du ikke?

Har du egentlig ikke lyst til å følge opplegget selv om du har betalt for det?

Finner du på ørten unnskyldninger for å utsette starten og innsatsen til neste uke (og neste uke osv...)? Trenger du et skikkelig spark i rompa og litt kjeft for å starte?

Ok! Da skal du få det, her og nå!

Sett deg ned nå med en gang, og les gjennom hele første del av kurset. Så starter du. Med en gang – i dag.

Hva er ditt neste måltid?

Gå rett inn i Lyndietten og lag den maten som hører til den ukedagen, og så fortsetter du derfra.

Få på deg treningstøy, og gå gjennom treningsprogrammet

Gjør SlimTrim øvelsene, følg illustrasjonene! Minst fem repetisjoner på hver - sakte men sikkert.

Lær deg pusteteknikken. Jeg vedder på at du kan ta deg til til å gjøre det i dag. Legg vekk telefonen og andre ting som distraherer deg, og fokuser på deg, din helse, din kropp og utseende.

Få rumpa i gir – og få fart på livet ditt. Du har både tid og overskudd til å gjøre det i dag! Ikke vent til i morgen eller neste mandag. NÅ er det på tide med en ny start – til full fornyelse, livsglede og et flottere utseende.

Gjør innsatsen som skal til, følg det du lærer på kurset - for da er du på vei mot en kropp som du vil være mye mer fornøyd med.

I løpet av en uke vil du merke utrolig stor forskjell fysisk og mentalt. Du blir rett og slett gladere og mer fornøyd med deg selv og livet ditt. Så en, to - tre: Sett i gang NÅ.

Mentale sperrer

La oss ta en titt på årsaker til at vi utsetter ting som vi egentlig vet vi bør gjøre – ting vi vet vil ha en positiv effekt på oss.

Det er ofte fordi underbevisste følelser som styrer våre reaksjoner og handlinger – overstyrer vår sunne fornuft.

Kanskje du, uten helt å være klar over det, føler at du ikke fortjener å bli slankere, flottere og penere. Kanskje andre har fortalt deg igjen og igjen at du ikke klarer å gjennomføre noe, at du ikke har viljestyrke, at du er lat, alt for glad i mat osv. osv.

Vi har lett for å leve opp til andres forventninger, enten de er positive eller negative. Det er mye grums som kan skurre i underbevisstheten og legge feller i veien for oss så vi ikke lykkes.

Din indre slankesabotør

Det er den indre stemmen din som stadig prøver å ødelegge for deg. Den lille djevelen som sitter i hjernens belønningssenter er en mester i å påvirke din underbevissthet med fristelser og gode unnskyldninger for å få deg til skulke unna dietter, trening og hele fornyelsen.

Den sier: Slapp av, kos deg – og utsett hele greia til i morgen. Det er ikke så farlig. Jo det er akkurat så farlig!! For det er lett å falle for fristelsen og velge wienerbrødet eller de andre kaloribombene som gjør at selvrespekten daler – og midjemålet øker.

Han er en aktiv fyr, for han finner ut eksakt dine svakheter - det seg være mat, sigaretter, alkohol, medikamenter, stoff, sex - alle typer avhengighet på denne jord er han en mester i å opprettholde. Og ikke bare det, han øker behovet for stadig høyere doser.

Når du først sitter i hans garn, må du jobbe bevisst for å slippe fri. Når du har tatt rotta på ham - bokstavelig talt - så vil du føle at du får et helt nytt og fritt liv som du kan styre på din måte. Du er ikke lenger avhengig av ekstra stimuli for å føle deg bra...

Bli fri - bli din egen kvinne

Vær så snill, for din egen del – ikke utsett det du vet du må!!

Bare kom i gang. Det hjelper ikke at du har lyst på resultatet, hvis du ikke gidder å den innsatsen som er nødvendig.

Ærlig talt, det vet du jo når du tenker logisk.

For hvorfor dytte i seg sjokoladen, den varme pølsa, hamburgeren, pizzaen eller chipsen fremfor det som er magert, grovt og grønt?

Sekunders overfladisk nytelse

I det øyeblikket kaloribombene har forlatt munnen og seilt nedover i kroppen din, angrer du bittert på alle de unødvendige og usunne kaloriene.

Du får superdårlig samvittighet og et selvbilde på fri flukt nedover.

Du føler deg som en taper fordi du har valgt noen korte minutter med oral tilfredsstillelse, fremfor å tære på fettreservene som du vil bli kvitt.

Er det fordi du egentlig ikke vil, eller orker – eller gidder – å betale prisen for å få en bedre figur? Er det fordi du ubevisst føler at du ikke fortjener det?

Ta noen runder i tenkeboksen

Du fortjener det!! Du må bare fortelle deg det – igjen og igjen. Bestem deg for at du er verdt å ta vare på.

Du er verdt innsatsen for deg selv fordi du er en flott og livsglad kvinne som fortjener en sunn, sprek kropp og en bra livsstil.

Du er verdt en mega innsats i tre korte uker av ditt liv så du kommer på riktig spor!

Hva stopper deg?

Ikke fortell deg selv at du ikke klarer å følge en såpass enkel og grei diett som i dette kurset? Eller at du er så stiv og utrenet at du ikke klarer å følge det enkle trim programmet? Vær ærlig mot deg selv.

Kanskje du er redd for å bevege deg ut av komfortsonen din hvor mat og kos er hovedsaker. Kanskje vegrer du deg for å bli mer sexy, tiltrekkende og flott – og kanskje bli utsatt for større fristelser enn mat og drikke... Hvem vet?

Ta et oppgjør med deg selv

Tenk!! Du må finne ut hva som trigger deg, og litt selvransakelse er bare sunt. Gå i deg selv, og sjekk grunnene for ikke å legge om livsstilen og fornye deg. Skriv det ned i dagboken din! Gi deg selv gode grunner for å fortsette i det sporet som har gjort at du ikke er fornøyd med kroppen din. Skriv også det ned – og tenk godt over hvert punkt.

Finn ut hvorfor du ikke tør – eller vil – kvitte deg med ekstra kiloene og få en slankere, sunnere kropp. Nok en gang, skriv og tenk...

Skriv også opp alt du kan oppnå ved å følge kurset og få en ny livsstil, bedre kropp, bedre utseende. Rett og slett: Bestem deg for at du er verdt å ta vare på!!

Begynn helt på nytt

Hvis du er verdt å ta vare på, er første bud å jobbe mentalt med å skjerpe viljestyrken. Det betyr at du bestemmer deg for å:

Få resultat, koste hva det koste vil

Holde ut og følge programmet dag for dag

Se fordelene, ikke ulempene ved ny livsstil

Rose og heie på deg selv – hver eneste dag

Se litt sultfølelse og svette som positive tegn på innsats

Nå står du på for deg

Du blir enig med deg selv at du betaler prisen. Du bestemmer deg for å slutte å lure deg selv.

Du vil konsekvent telle til ti hver gang du er i ferd med å lure og overtale deg selv til "bare en liten bit", "jeg skal være ekstra flink fra i morgen" – og andre luftige unnskyldninger for å lure deg unna...

Den eneste du lurer er deg selv.

Du skal oppnå resultater

Ja da, ja da - jeg er klar over at du vet det. Men, ikke be meg holde kjeft – for nå har du skaffet deg en bok hvor jeg har ansvaret for innholdet – og du har ansvaret for gjennomføringen.

Vi er begge interesserte i at du får valuta for pengene: Resultater som er synlige og målbare!!

Ikke bryt avtalen med deg selv

Derfor, skjerp deg hvis du har dalende motivasjon. Ta deg selv i nakken og vis at du kan. Bevis overfor deg selv at har viljestyrke og gjennomføringsevne – ikke ryggrad som en seigmann (unnskyld – kvinne...)

Ta et døgn av gangen

Det gjelder å holde seg på den smale vei 16 timer i døgnet! De andre 8 klarer du garantert, for den som sover spiser ikke....

Hver dag du klarer å være "flink jente" for å vise deg selv at du klarer det, vil være en seier som betyr noe langt mer enn "bare" slanking.

Det er poeng på status selvrespekt og selvbilde. Det er Female Power!

Velg å være en vinner

Gjett om du føler deg som en vinner når du knasker på en stangselleri eller gulrot fremfor å raide kjøleskap og det smågodt du har gjemt bort.

Klart du kan!

Bestem deg for at du i disse ukene - hver eneste kveld - skal legge deg med en følelse av mestring. Du skal være innmari fornøyd med deg selv. Du skal være en vinner over gamle, dårlige vaner. Du skal til og med unne deg å nyte at du er litt sulten og sugen, for det er et sikkert tegn på at kroppen din må tære på fettet for å dekke sitt behov.

Søte drømmer virkeliggjøres

Før du sovner så tar du deg en indre reise til et paradis du drømmer om. Du lukker øynene, slapper av – og så visualiserer du og lever deg inn i det deiligste sted du kan tenke deg.

Du ligger kanskje på en strand, et svaberg, en frodig plen eller en solseng.

Eller kanskje du ser for deg et luksuriøst svømmebasseng i beste Hollywood stil - og deg selv på kanten med en iskalde bobler?

Du velger drømmen - og den har ingen grenser hverken for sted eller penger. Så bare kos deg...

Du kjenner solen varme, du føler lunken bris på din solbrune hud – du kjenner på den deilige følelsen av å være glad i den fine kroppen din.

Du er takknemlig for at den lystrer, at den ser såpass bra ut – og du kjenner gleden over livet boble i deg. Du er stolt over innsatsen du har gjort for deg selv.

Lev deg inn i den deilige drømmen, lytt til bølgene mot stranden – hør jordens hjerteslag – føl deg i ett med alt.

Kjenn stress og bekymringer renne av deg og ned i sanden.

Pust og føl deg rett og slett lykkelig – og sus inn i drømmeland på en en bølge av velvære.

Fedme skaper sykdom og lidelse

Det er skremmende å se hvordan antallet overvektige øker i alle aldersklasser. Hele 75% av norske menn og 60% av norske kvinner er overvektige. Folkehelserapporten fra FHI viser denne skremmende utviklingen. Grensene oppover tøyes, og det er helsefarlig. Bokstavelig talt livsfarlig!

Jeg lager ikke slankekurs bare for "utseendes" skyld, men i enda større grad for å bidra til at DU og dine medsøstre skal få konstruktive "oppskrifter" for å bli kvitt det farlige fettet.

Klarer du å bli kvitt bare fem kilo overflødig fett, så reduserer du risikoen for mange fæle sykdommer som er vanskelige - eller umulige - å helbrede med medisiner eller kirurgi.

Husk at dette dreier seg om overflødig fett - ikke kiloene i seg selv. En veltrenet, muskuløs person kan ha en høy vekt, mens en utrenet person med lite muskelmasse kan være farlig fet selv om vekten er normal for høyden.

Du vet garantert hvordan ståa er for deg, og er det for mye fett - så bli kvitt det med en blanding av bedre kosthold og mer trening. For ærlig talt, det er ikke andre gode valg enn egeninnsats... Kirurgi og fettsuging er bare plaster på såret, det gjør deg hverken sunnere, sterkere eller sprekere.

Har du store strekkmerkearr og et så utvidet mageskinn at det hindrer deg i vanlige aktiviteter - eller gjør reduserer din livskvalitet, så er det en annen sak. Da kan kirurgi hjelpe deg til ny livskvalitet. Men, har du rett og slett for mye fett i kroppen, er det langt sunnere og bedre for deg å bli kvitt det med omlegging av livsstilen. Det kan du klare, så ta eventuelt litt av gangen - så kommer du til slutt i mål!!

Bli din egen helseekspert

Du bør faktisk lære å bli din egen naturlege – og bruke livsstil som medisin. Og sunn livsstil finnes ikke i pilleform eller på operasjonsbordet. Den finnes hjemme hos deg – og inne i deg.

Kom deg ned i normalvekt – og hold deg der

Det er oppskriften på å forebygge milelange lister med sykdommer av alle slag. Stadig mer forskning avduker at det ikke bare er hjerte-kar sykdommer, diabetes og lungesykdommer som er nær knyttet til fettet, men også en lang liste med ulike krefttyper.

Det er dokumentert at fedme er minst like farlig som røyking!

Hold deg frisk og sprek

Ikke for å skremme deg, men jo fortere du kvitter deg med fettet – selv om det bare er en 5 – 10 kilo – jo større sjanse har du for et friskt, langt liv.

Du kan slippe å ta en lang rekke medisiner for livsstilssykdommer som rammer store deler av befolkningen, blodtrykksnedsettende, blodfortynnende, blodsukkerregulerende, kolesterolsenkende, avføringsmidler, syrenedsettende osv. osv.

Jeg kunne lage en liste så lang som en arm over medisiner som store deler av den voksne beholdning er avhengig av for å dempe symptomer som i hovedsak er resultat av usunn, stressende og stillesittende livsstil.

Og ikke å forglemme: Alle, absolutt alle medisiner som har en virkning – har også bivirkninger. Mange ganger skaper de nye problemer – som igjen krever nye medisiner, og du er plutselig en VIP kunde på apoteket....

Ved å endre livsstilen i bedre retning tar du også de beste grepene for å slippe å bli avhengig av masse medisiner. Du kan heller få medisiner når du virkelig trenger det av uforskyldte grunner...

Ved en bedre livsstil og normal vekt vil du dessuten redusere – eller reversere - de negative effektene av aldringsprosessen!

Med andre ord: Det er den eneste garanterte form for foryngelse som finnes!! Den kan ikke kjøpes – fordi du er den som må levere den, hver eneste dag.

Bli 10 år yngre

Du kan faktisk bli både 10 og 20 år biologisk yngre enn din reelle alder. Det er anti-ageing metoden som du ikke får kjøpt i parfymerier, hos plastiske kirurger – eller i de mest eksklusive klinikker. Unnskyld hvis jeg gjentar meg selv, men dette er et så viktig budskap at jeg repeterer og repeterer til du ikke glemmer det (enten du vil eller ikke....)

Mirakelkuren er M & M

Mat & Mosjon er - som tidligere nevnt - den magiske oppskriften. Ikke prøv å bli kvitt fettet med dietter alene. Du MÅ trene!

Du må kombinere sunn mat med nok trening for ikke å slanke vekk muskelmasse og gjøre vondt verre...

Hvorfor? Mindre muskelmasse gir lavere forbrenning og senker hvilestoffskiftet ditt. Det betyr mindre kaloribehov og større fettprosent.

Derfor: Du må trene nok til å ha normalt forhold mellom fett og muskler. Hvis ikke, vil du få et økende problem med helse, energi og velvære. Du risikerer å bli "innfeit" – og at indre organer bokstavelig talt innkapsles i overflødig fett. Det skaper høyrisiko hvis du skulle være utsatt for en ulykke eller av andre grunner, må opereres. Føre var er smart tenking....

Bli mer fornøyd med deg selv

Mitt mål, min lidenskap - er som sagt å hjelpe flest mulig kvinner til å bli mer fornøyde med seg selv og egen kropp. Jeg har sett på mange usigelig triste eksempler på flotte kvinner som har fått livet ødelagt på grunn av kiloene, på grunn av feil valg av mat- og drikkevarer - og et for stillesittende liv. Det har vært nok av eksempler i min nærmeste familie, og det er klart at det preget meg fra ung alder.

Alle i familien sa at fedme var arvelig, og at jeg sikkert ville bli tykk. Jeg ble jo god og lubben i løpet av barneårene fordi jeg rett og slett fikk for mye mat - og for lite mosjon på grunn av generelt dårlig helse. Heldigvis at jeg forsto sammenhengen, og at jeg kunne styre dette selv - så jeg slapp å havne i de overvektiges rekker. Faktisk veier jeg det samme i dag som da jeg gikk gymnaset - rundt 55 kilo.

Jeg har passet på når vektnålen har gått opp til 57 - 58, og tatt rev i seilene med mer grov og grønn mat - og mer bevegelse... Etter en stygg bilulykke for et par år siden, var jeg sengeliggende en god stund - og da jeg kom opp av sengen var det en lang prosess å få vanlig bevegelighet fri for smerter (uten bruk av medisiner som for meg hadde utallig bivirkninger).

Vekten hadde økt til 59 kilo der jeg lå på ryggen og glodde i taket i ukevis, og jeg følte meg utrolig utilpass. Muskler hadde forduftet med rekordfart - så størrelsen min hadde økt mer enn kiloene skulle tilsi. Klærne mine satt som pølseskinn - bollemagen struttet - og midjen var forduftet. Jeg gikk jammen meg i ett (og litt til).

Løsningen var akkurat den samme som jeg gir til dere lesere. Kombinasjonen av mat og trening. Jeg måtte også ta en alvorlig runde med detox og lettfaste, for da jeg lå på sykehuset her i Spania ble jeg pumpet full av antibiotika, sterkeste smertestillende opiater (som er kategorisert som narkotika....) - og masse annet rart som ikke var noe sjakk-triks for meg. Jeg måtte bare kutte det ut, og heller bite tennene sammen og ta alle vondt´ene.

Så uansett hvordan du har det, hvordan du føler deg - hvor mye du veier, så er moralen bak: Du kan få det utrolig mye bedre hvis du tar kontroll over situasjonen.

Du bestemmer over ditt liv og din kropp - så bli enig med den om hva den trenger, og hjelp den!!

Du vil få en fantastisk følelse av mestring, av livsglede - og gradvis vil du bli yngre, sprekere og flottere ved hjelp av mat og mosjon som du tilpasser til ditt liv og dine preferanser.

Med andre ord: Du bruker din egen hjerne og sunne fornuft til å fornye deg både innvendig og utvendig.

Det er helt i tråd med mitt mål: Å få voksne kvinner til å bli slankere, fastere og flottere ved hjelp av livsstil, ikke med kostbare hjelpemidler og mirakel produkter, men med kosthold, enkel trening, egenpleie, selvinnsikt og motivasjon.

Mitt motto er – som det har vært de siste femti årene:

Alle kan bli vakre, det gjelder bare å vite hvordan!!

Sosialt press øker sjansene for å lykkes

Vil du være sikker på å få resultater? Da våger du å dele din jakt på ny livsstil med andre - på sosiale media. Når du først har sagt at du legger om livsstilen, er det mye vanskeligere å bakke ut når andre er klar over hvilke mål du har.

Er du ekstra modig så forteller du litt om deg selv, du legger ut bilder, gjerne i bikini, badedrakt eller undertøy. Vis den nakne sannhet. Fortell hva du ønsker å oppnå.

Få andre til å heie på deg!!

Det er utrolig motiverende å se hvor fort en kropp forbedres når du følger opplegget. Sammenlign deg med andre, få applaus, støtte og inspirasjon fra medsøstre som også vil bli slankere og sunnere.

Selfies viser den nakne sannhet...

Jeg kan love deg at når du vet at du skal dele resultater og selfies med andre, så tenker du deg om to ganger før du sprekker og gir opp....

Derfor: Vær modig – skap ditt eget sosiale press innen en gruppe likesinnete. Du kan også fortelle vennekretsen din på din vanlige Facebookside at du har gått inn for å forbedre livsstilen din for å bli kvitt noen kilo – og bli sunnere og sprekere. Legg gjerne en link til boken min i tilfelle andre av dine venner også har lyst til å bli nye og slanke.

Lag en lokal Ny & Slank klubb

Som jeg nevnte tidligere i boken, kan det være en kjempegod inspirasjon til innsats, og til å holde motivasjonen oppe. Du har sikkert både venninner og bekjente som har lyst på å bli mer aktive og leve hakket sunnere. Dere kan jo lage samlinger, og trene sammen for å få fart på livet. Hvis flere skal kjøpe bøker, så send en mail til meg så dere får ekstra grupperabatt.

Det er jo mye smartere og mer i tiden enn en gammeldags syklubb...

Tar dere noen skikkelige raske turer på minst en halvtime 3 ganger i uken så skal jeg si det vil få fres på forbrenning og forme figuren.

Du må gjerne ta kontakt med meg på mail og fortelle litt mer om deg hvis du har lyst til å starte en lokal klubb. Jeg skal gi deg flere ideer om hvordan du kommer i gang basert på mine erfaringer.

Kapitel

9

DIN UKEPLAN - TIMEPLAN

Jeg krysser fingrene for at du klarer å følger ukemenyen og dietten uten juks og bedrag og snik-spising. Du er jo helt klar over at det er bare tull å lure seg selv! Du har mer IQ enn det.

Det andre hovedpunktet er selvsagt den daglige treningen. Jeg regner med at du klarer å gjennomføre det også (selv om det ikke alltid er like lett å komme i gang). Men når musikken dundrer i vei, og du har tatt deg sammen og kjører treningsprogrammet så det suser i sirkulasjonen, da merker du vel at du føler deg innmari mye gladere, bedre og mer fornøyd med deg selv.

Når du kjenner hvordan ubrukte muskler og sener strekkes og jobber så er det vondt-godt - og du merker at du lever. Jeg er sikker på at du allerede etter den første uken er mykere, sterkere og har bedre utslag når du gjør øvelsene.

Du kjenner deg egentlig veldig flink, og våger å se fremover mot en fastere, flottere kropp.

Wow - nå skal du kunne kaste klærne uten å føle deg som en dissende hvit fiskepudding (vi kjenner oss vel alle alle igjen her?)

Mine 10 beste skjønnhetsråd for denne uken er

1.Vei deg og mål midjen din hver dag. Fyll ut figuranalysen!

2.Strekk deg som en katt når du våkner, si takk for at du er deg.

3.Ta deg tid til å lufte deg med yogapust, og ønsk dagen velkommen.

4.Ut t av pysjen, tørr-skrubb fra tærne og opp

5.Så hopper du i dusjen (hvis du ikke dusjet før du la deg).

6.Rens huden, skrubb fjeset med børste eller din egen skrubbekrem

7.Skyll med lunkent og iskaldt vann så du får sirkulasjonen i gang

8.Puss og rens tenner

9.Børst håret fra røtter til tupper så får håret mer glans og volum

10.Legg dagens make up så du er ditt vakreste jeg. Smil!!!

Og for all del, jeg gjentar og maser: Følg dietten, gjør treningen og vær aktiv. Ikke skulk unna. Få fart på kroppen din, så får du garantert fart på livet ditt også!!

Fiffige fakta om huden din

Visste du at huden er ditt største organ? Den er en vesentlig del av immunforsvaret ditt, og derfor er det så viktig at du tar godt vare på den, Du puster gjennom den, den utskiller avfallsstoffer – den regulerer temperatur og opptar næringsstoffer (og dessverre også mye annet fra det den kommer i kontakt med....).

Et utrolig sensitivt organ som skiller deg fra omverdenen

Den registrer smerte og lyst, den signaliserer følelser og impulser lynraskt og setter i gang et skred av fysiske og psykiske reaksjoner. Med andre ord, huden ditt er et helt unikt organ som omslutter deg som individ.

Huden din er barrieren mellom deg og den ytre verden. Den beskytter ditt sårbare indre fra både fra luft, vann og alle ytre påvirkninger. Huden er det største organet i ditt immunforsvar - og den fortjener den aller beste pleie...

Hudens syrekappe beskytter ditt indre

Du vet sannsynligvis at huden din har en beskyttende olje-vann syrekappe med pH verdi på den sure siden. Det er viktig for å uskadeliggjøre bakterier, sopp, virus etc. som kan være farlige hvis de slipper inn gjennom porene dine.

En viktig del av hudpleie er derfor å vedlikeholde syrekappen, og ikke bryte den ned ved å bruke feil produkter. Såpe, som er alkalisk, skal du for eksempel unngå i hudpleie nettopp av den grunn.

Solbrenthet er en beskyttelsesreaksjon

Huden beskytter deg også mot indre solskader. Det er derfor du blir solbrent hvis du oppholder deg for lenge i solen. Men, å unngå å bli solbrent er ikke nok, for solen er rynkemaker nummer 1. Solen bryter ned de elastiske fibrene, kollagen og elastin, og når de stivner og mister spensten så er resultatet slapp hud og rynker.

Høy solfaktor reduserer hudens aldringsprosess

Beskytter du deg mot solen (og dagslys...) ved å bruke dagkrem med solfaktor 30 eller mer, er det den mest effektive måten å forebygge rynker og aldringstegn på.

Utfordringen i dag er å finne produkter som ikke inneholder syntetiske ingredienser som er skadelige både for deg og miljøet.

Velg så naturlige produkter som mulig. Jeg sverger til Aloe Vera produkter uten tilsetninger, og er fantastisk bra både for å beskytte og forbedre huden. Rimelige er de faktisk også...

Uansett, bruk solvett, og beskytt deg gjerne med luftige, lette klær og solhatt - hold deg under parasoll eller i skyggen - og slutt å steke deg på solsengen. Bruk aldri solarium, men bruk sunn fornuft, og spe heller på med selvbruningskrem hvis du føler deg for blek...

Solskadet hud

Er du av den generasjonen som ikke var klar over hvor skadelig det var å sole seg? Hvis du for eksempel har fått slapp hud med mye solskader, pigmentflekker og rynker, så lønner det seg å snakke med legen din og få resept på skikkelig A-vitamin krem, Retinoid, og eventuelt blekende Hydroquinon krem som du bruker som en kur for å reparere og fornye huden din.

Det er rimelige produkter med vitenskapelig dokumentert effekt. Det gir ikke bare en yngre og penere hud, men også en sunnere hud som fungerer bedre igjen.

Fem regler for sunn og vakker hud

Uansett hva slags hudtype du har, og uansett hvor ung eller gammel du er – så er det visse rutiner som er "må" hvis du vil ha vakker hud.

1. Rens morgen & kveld

2. Skrubb huden fra topp til tå for å stimuler cellefornyelsen

3. Tilfør nok fuktighet - og drikk nok vann

4. Gi næring (og ta også daglig kosttilskudd)

5. Gi beskyttelse

Dette er et enkelt regime som kun ta noen minutter morgen og kveld. Det kan være billig med hjemmelagde remedier fra kjøkkenskapet ditt, eller det kan være så dyrt og eksklusivt at tusenlappene flagrer.

Jeg tror du er tjent med å ha et grunnleggende enkelt system som ikke koster all verden, og heller legge ekstra penger i å få behandlet reelle problemer som du ikke klarer selv.

Hudpleie fra innsiden

Noe av det viktigste er at du spiser sunt og variert. Grønnsaker, frukt, fisk, fugl, kjøtt, egg, grovt korn og magre meieriprodukter. får For hudens kvalitet er det livsviktig at du får i deg nok protein. Minst 1 gram pr, kilo kroppsvekt.

Det betyr for eksempel 2 egg pr. dag, eller som i diettene, en god porsjon kjøtt eller fisk i tillegg til et egg til frokost.

Du føler deg mett mye lenger når du starter dagen med å spise egg. Årsaken er at kroppen bruker mer energi på å fordøye proteiner enn karbohydrater. Ekstrabonus er at du også får et jevnere blodsukkernivå, og derfor er du mer opplagt – lenger.

Proteinet er bygge- og reparasjonsmaterialet for alle cellene i hele kroppen din, også for hudcellene og de elastiske fibrene i underhuden. Mangel slår seg synlig ut på overflaten!! Så sørg for at du får i deg nok, hver eneste dag!!

1 gram protein inneholder 4 kcal

En dagsrasjon på 60 gram protein - animalsk eller vegetabilsk - tilsvarer altså 240 kalorier. Du som skal ned i vekt har et daglig inntak på rundt 1000 kcal, så det gjelder å velge riktig for å få mest mulig næringsstoffer og metthet igjen for hver kalori....

Hold deg unna tomme kalorier fra rent sukker - og unngå varmebehandlet fett og mat og drikkevarer med syntetiske tilsetningsstoffer hvis du vil ha en sunn og fin hud.

De livsviktige aminosyrene

Ca. 15 % av vekten din er protein. Men, hvor mye protein trenger du daglig, og fra hvilke kilder? Får du nok i deg hvis du lever mer vegetarisk? Spørsmålene er mange når det gjelder kosthold, men det er noen helt grunnleggende fakta som er greit å vite.

Kroppen din trenger 20 livsviktige aminosyrer, inkludert de ni essensielle som du MÅ få tilført gjennom maten, for å overleve.

Fullverdig protein er animalsk, det vil si, kildene er kjøtt, fisk, meieriprodukter.

Spiser du ikke nok til å dekke behovet for å danne de essensielle aminosyrene, så stjeler kroppen din protein fra muskler og magert kroppsvev for å gi deg nok energi, reparere knokler og muskler, bygge nye celler og holde immunforsvaret i gang. Det fører til tidlig aldring og aldringstegn som du kan unngå ved nok proteinrik mat.

Hva med vegetabilsk protein?

Det inneholder det samme antall kcal pr. gram, men det er ikke fullverdig - så det kan ikke danne de essensielle aminosyrene alene.

Vegetarianere som ikke vet nok om ernæring og biokjemi kan derfor få mangelsykdommer på grunn av proteinmangel. Fordi vegetabilsk protein ikke er komplett, må flere typer vegetabilske varer kombineres for å danne alle aminosyrene for vekst og reparasjon.

Eksempel: Brød og melk, bønner og brød, ris og brød osv. Legg merke til hvor perfekte kombinasjoner det er i tradisjonelle retter fra land hvor det er vanlig å spise lite animalsk protein.

Vil du bli vegetarianer eller veganer?

Da anbefaler jeg deg å lære mest mulig om ernæring, næringsstoffer og kombinasjoner så du ikke får mangelsykdommer eller helseproblemer – men gevinstene fra et grønnere kosthold.

På nettet finner du utrolig mye bra informasjon og oppskrifter for vegetarianere.

Ekstra tips for sunn og vakker hud

Hvis du har underskudd på de vannløselige B vitaminene så gir det svært negativ utslag på såvel hud som hår.

Unngå derfor mat- og drikkevarer med raffinert, hvitt sukker (mono sakkarider) som krever svært mye B-vitaminer til karbohydrat stoffskiftet - i tillegg til å skape et svært ustabilt blodsukkernivå som igjen fører til økt insulin produksjon og økt risiko for Diabetes 2.

Vann - indre fuktighets lotion for hudcellene

Ikke glem at vi for en stor del består av vann. Riktignok klarer kroppen vår å rense og resirkulere mye av kroppsvæskene våre, men vi skiller også ut en god del gjennom urin og svette. Derfor må vi tilføre friskt vann i tilstrekkelige mengder hvis vi vil være friske og opplagte, og se slik ut...

Hudcellene dine trenger mye fuktighet for å se glatte og fine ut. Det er akkurat som med forskjellen på druer og rosiner. Druene er fulle av fuktighet, og ser lekre og innbydende ut – men rosinen er vannfri drue. Tørr og skrukkete og uten elastisitet. Behøver jeg å si mer?

Hvis du har en juicer, så er det også smart å drikke friskpresset juice fra blanding av grønnsaker så du får masse ekstra mineraler.

Hold deg godt med mine Anti-Ageing Leveregler

Du vil vel, som vi andre, holde deg godt og unngå synlige aldringstegn og svekkelse. Selv om du er relativt ung nå, så lønner det seg å lære reglene – og følge dem. Det kan gjøre en verden av forskjell på din fremtid, både når det gjelder ditt ytre og ditt indre.

Jeg garanterer deg at dette er er den beste livsstilen for å bli den vakreste og sunneste versjonen av deg selv. Start nå, så forbedrer du utseendet, helsen og livskvaliteten din for hver uke som går.

Du vil redusere din biologiske alder, så du kan bokstavelig talt leve deg både ti og tjue år yngre når det gjelder fysiske funksjoner. Tenk på hva det betyr...

1. Bli kvitt overflødige kilo, kom ned i din normalvekt

2. Tren styrke for bra forhold mellom muskelmasse og fettvev

3. Gjør nok stretching (eller yoga) til å holde deg myk og fleksibel

4. Gjør pusteøvelser hver dag

5. Stell hud og kropp morgen og kveld

6. Bruk dagkrem med solfaktor, beskytt huden mot UVA og UVB

7. Kontroller stress, og mediter og affirmer morgen og kveld

8. Gå en halvtime hver dag, minimum 5000 skritt, og øk til 10000

9. Spis sunt og variert så du får nok av alle næringsstoffer

10.Ta daglig vitamin-mineral tilskudd med høyeste dosering

11. Drikk nok vann

12. Få nok søvn, unngå sovemedisiner

13. Bruk aldri noen medisiner hvis det ikke er 100% nødvendig

14. Trim og tren hjernecellene med ny kunnskap og utfordringer

15. Tenk positivt, ha en problemløsende og aktiv innstilling til livet

16. Ikke dvel ved fortiden, gi slipp på alt du ikke kan forandre! Tilgi!

17. Legg aldri skylden på andre, ta ansvar for deg selv

18. Vær raus på alle vis – ikke vær sjalu, gjerrig og smålig

19. Bruk deg selv, dine evner og muligheter

20. Elsk og respekter deg selv, dine styrker og svakheter

Som du ser er mine anti-ageing regler ikke bare for det ytre. Det er også for ditt indre og din mentale innstilling til livet.

Sure, negative mennesker blir lite tiltrekkende og de eldes hurtige enn de som er positive og glade i livet og sine medmennesker. Så slutt å sutre hvis du har tendens til det!!

Tenk på hvor heldige vi er som har vokst opp i - og lever i et land med total likestilling og ytringsfrihet.Vi lever i verdens beste land for kvinner!!

La oss ta vare på oss selv på best mulig måte og være gode representanter for norsk helse, skjønnhet & velvære.

Kapitel

10

TANNHELSE, VIKTIGERE ENN DU TROR

En av de største belastningene på vårt immunforsvar er skjulte betennelser. Og her er an-aerobiske tannbakterier en helsetrussel, fordi bakteriene sirkulerer i hele kroppen og kan føre til svært mange kroniske helseplager.

Tannhelse er derfor ikke bare et kosmetisk og funksjonelt viktig område, men det kan påvirke hele din fysiske og mentale helse. Det triste er at våre helsemyndigheter i alt for liten grad har tatt hensyn til at tenner er en del av organismen, og en viktig brikke i helse. I stor grad må vi betale privat, - og prisene er svært høye. For mange er det rett og slett ikke økonomisk mulig å bevare sunne, friske tenner og tannkjøtt.

Sykdommer - ikke hull

Det er ikke mange i dag som mister tenner på grunn av hull. Men, det er dessverre et økende antall som mister tenner på grunn av sykdommer i tannkjøttet.

Det er veldig vanskelige å behandle problemene, fordi det er anaerobe bakterier som er nesten umulige å ta knekken på når de først har kommet inn i munnen og lagt seg i lommene i tannkjøttet.

I tillegg til tap av tenner kan dette gi støtet til mange farlige sykdommer og helseskader.

De farlige bakteriene kan gi deg store helseskader. Så vær på vakt - og ta deg tid til å lese litt mer om det....

Bedre føre var...

Grunnen til at jeg kommer inn på dette temaet i et lynkurs for slanking, er jo at jeg tenker på helheten i en livsstil som skal gjøre deg sunnere, friskere og penere - samtidig som du mister overflødig fett.

Tannhelsen din er en del av din totale helsetilstand (og selvsagt utseende og velvære) - så følg rådene.

Det vil kunne redde smilet ditt så vel som din helse når du blir eldre!!

Rotfyllinger

Det er ofte en betennelse som starter hele elendigheten. Det kan for eksempel ha blitt et hull under en plombe, det blir en infeksjon – og så får bakteriene fra helvete fotfeste og fast bosted.

Det blir ofte en kronisk, underliggende betennelse som blusser opp når immunforsvaret ditt er utsatt for ekstra belastninger, smitte og for mye stress.

Den kroniske betennelsen forstyrrer og svekker hele ditt immunforsvar, og det kan gi problemer for kropp og helse generelt.

Hvis betennelsen ikke går tilbake, så må enten tannen trekkes – eller så blir det rotfylling! Nerver fjernes - og det betyr at tannen er død.

Hvis ikke det gjøres pinlig nøyaktig så alle anaerobe bakterier er fjernet, så er det duket for problemer.

Men selv om det gjøres helt perfekt "etter boken", så vil ikke en død, rotfylt tann fungere som den skal i forbindelse med nervesystem og energibaner.

Ofte prøver kroppen å støte fra seg "fremmedlegemet" - og en vond sirkel er i gang.

Floss or die

Da denne banebrytende, norske forskningen av professor Debelian ble offentliggjort på nittitallet, var det på forsiden av mange av verdens største aviser: Floss – or die!!

Hvorfor? De farlige bakteriene kan reise på tur i hele kroppen og skape hjerteproblemer, åreforkalkning og skade indre organer.

Forskning har klart bevist at disse bakteriene ikke bare holder seg i munnhulen som man tidligere trodde.

Så ta munnhelse på alvor og forebygg. Puss riktig, og bruk tanntråd, tannpirkere eller mellomroms-børster

Med andre ord, hold tennene rene for tannstein - altså plakk og bakterier hvis du vil holde deg frisk. Ta det på alvor, og ikke sluntre med det.

Plakk skaper lommer i tannkjøttet

Tannkjøttproblemer starter gjerne med tannstein som ikke blir fjernet skikkelig.

Da blir det mikroskopiske lommer rundt tennene hvor tannbørsten ikke kommer helt til.

Du tror det er rent, du pusser i vei (du pusser kanskje så hardt og mye at du skaper lommer...).

Du bruker ikke tanntråd eller tannstikker regelmessig, for tennene ser fine ut – og du har kanskje null hull.

Men du kan ha uflaks, kanskje du får betennelse i en tann som gir mange bakterier i munnen. Og da kan det være starten på utallige problemer og tannkjøttsykdommer.

Tennene sender signaler til ulike organer

Mange er ikke klar over at tennene "snakker" med kroppens energibaner. Hver tann har sammenheng med visse funksjoner og organer i følge kinesisk medisin.

Det gjør at viktig kommunikasjon forsvinner når du rotfyller eller mister en tann.

Likevel, rotfylling er et bedre alternativ enn tannløs– så det er bare å leve med det, men være ekstra flink med å holde munnen fri for bakterier.

Hvis du må trekke en tann så har du mulighet for en bro, et implantat – eller en delprotese. Det er viktig at du får fylt hullet så du beholder et normalt bitt og ikke mister kjeveben.

Naturlige alternativer til puss & bleking

Du kan pusse tenner (og massere tannkjøttet) med vanlig, fint bordsalt. Det desinfiserer på en helt naturlig og effektiv måte, har en mild slipende effekt og gjør tennene rene og hvite.

Hvis du vil ha ekstra blekende effekt så blander du saltet med natron.

Natron er naturlig blekemiddel

Bare se på innholdsdeklarasjonen på tannkremer for hvitere tenner: De inneholder Baking Soda, altså natron. Du finner forøvrig et godt utvalg av naturlige tannkremer i helsekostbutikkene.

De fleste består av en eller annen type naturlig leire, og har tilsetning av essensielle oljer som dreper bakterier og styrker tannkjøttet..

De vanligste er peppermynte og timian. Begge har kraftig antiseptisk effekt. Et langt bedre valg hvis du tenker helse!!

Ikke skap resistente bakterier

Tenker du at antiseptisk munnvann må være bra? Ikke nødvendigvis. Det kan faktisk føre til at bakteriene i munnen din endrer karakter og blir resistente. Det samme gjelder ved bruk av tannkremer med masse syntetiske ingredienser. Det er som med antibiotika: Overdreven bruk gir multi-resistente bakterier.

Saltvann er ypperlig som naturlig, effektivt skyllemiddel. Ha sjøsalt i kokt vann, lag det så sterkt som du tåler det – og skyll og gurgle. Dette er helt naturlig og fritt for kjemikalier, det er mer eller mindre gratis – og bakteriedrepende i tillegg til at det strammer opp tannkjøttet.

Supertips for styrking av tenner og immunforsvar

I tillegg til grundig puss anbefaler jeg på det varmeste å starte med oljeskylling av munnen.

Høres det helt sykt og ekkelt ut? Det er det absolutt ikke. Og jeg lover deg at det er utrolig effektiv, og kan ha stor betydning både for tenner og helse generelt fordi du blir kvitt så mye bakterier på en helt naturlig og enkel måte.

White Oil Pulling - gurgling med olje

Her er en naturkuren som har lange tradisjoner i indisk, ayurvedisk, naturmedisin, og som har spredd seg i Vesten. Nå lovprises metoden også av stadig flere av vestens tannleger som et reelt hjelpemiddel både til forebygging og behandling av tenner og tannkjøtt.

Det er så enkelt at selv om du ikke har problemer, så er det smart å forebygge med denne enkle og billige rutinen.

Slik gjør du

Ta 1 stor spiseskje olje (oliven, sesam eller kokos) i munnen, lukk den og svisj oljen rundt så den kommer mellom tennene og inn i alle kriker og kroker. Hold på til oljen blir helt hvit.

Du må aldri svelge den – men spytte den ut, for den inneholder masse bakterier og uhumskheter som har blitt trukket ut av kriker og kroker.

Metoden anbefales for alle som vil ha sunnere tannkjøtt, bedre ånde og sterkere, hvitere tenner. Den har også en rekke andre positive helseeffekter! Bare prøv, og vurder selv.

Er du avhengig av sigaretter eller snus?

Snusing og røyking er tennenes, tannkjøttets og hudens verste fiende. Gå på avvenningskur, og blir kvitt avhengigheten.

Det gir deg en makeløs frihet den dagen du kan sitte og se på at andre røyker, mens du er inderlig glad at du er kvitt den idiotiske og farlige vanen.

Slave av sigarettene

Jeg har jo fortalt dere hvor avhengig jeg var av sigaretter. Det var en uvane, et mønster som satt dypt i meg fra ungdommen på 50 - 60 tallet da alle røyket! Det var kult, det var i beste Hollywood stil.

Rollemodellen var Audrey Hepburn i Frokost på Tiffanys, elegant og sofistikert til tusen. Jeg perfeksjonerte stilen, satte opp håret, hadde trang sort kjole - og viftet med lange, slanke sigaretter i munnstykke... Jeg følte meg så sofistikert og helt i samme klasse.

Men ønsket om å være sofistikert skapte en vane som tok helt over – og styrte meg i årevis. Snakk om å være ekte nikotinslave!

Jeg orket ikke tanken på å slutte, fordi jeg ubevisst strittet mot og var redd for ikke å klare det. Som unnskyldning brukte jeg - som utallige andre kvinner - at jeg ikke ville slutte fordi da ville jeg legge på meg...

Røykfri, sunnere og slankere

Følger du Lyndietten og legger om livsstilen din som du lærer i denne boken, så kommer du til å gå ned - ikke opp i vekt - hvis du stumper røyken samtidig.... Det gjorde jeg, og fikk et helt annet og friere liv uten avhengighet, dårlig ånde og røyklukt i hår og klær. Gjett om det ga meg frihet og en følelse av å meste livet.

Kanskje det er smart å benytte anledningen til å kutte ut alt på en gang - jeg mener alt som ikke er bra for deg?

Du må bare passe på å fylle savnet opp med noe som er mye bedre for deg. Du må hjernevaske deg selv, fordi du fortjener bedre helse, sterkere og slankere kropp - penere hud, bedre utseende - og massevis av energi og livsglede.

Og ikke minst: Farvel til skyldfølelse for at du ikke gjør det som er bra for deg.)Nå krysser jeg fingre for at du klarer det, og at du - fire uker fra nå - føler deg fri fra gamle uvaner!!

Jeg klarte å bli fri - endelig etter årevis som slave

Jeg skylder Allen Carrs, forfatteren av boken Endelig Ikke Røyker, stor takk. Han ga meg en innsikt som gjorde at jeg så meg selv og min uvane med nye øyne. Han hadde selv vært storrøyker i en årrekke, men hadde skapt sin egen røykeslutt metode som har hjulpet tusenvis på tusenvis av mennesker til å sneipe røyken for alltid.

Boken åpnet øynene på meg og fikk meg til å se på meg selv og min uvane med helt nye øyne.

Det var først da jeg fikk innsikt i at jeg rett og slett hadde angst for å slutte, at jeg klarte å ta tak i problemet. Jeg var redd at livet uten sigaretter ville bli sammenhengende sug og savn, og hadde rett og slett panikk angst for at livet aldri ville bli noe moro lenger,. Da jeg forsto det, da fikk jeg en helt annen innstilling til problemet - og jeg klarte det "umulige": Å bli fri fra slaveriet og avhengigheten - og vært lykkelig over det.

En måneds avvenning - til ny og varig frihet

Det tok en måneds tid hvor vaner måtte endres ganske mye, fordi det lå inne automatiske handlinger (som å tenne en røyk når en tok en kopp kaffe - eller etter maten, eller.....).

Det rykket omtrent i fingrene, men det gikk gradvis over. Jeg har ikke savnet sigarettene siden - og kan faktisk ikke begripe at jeg kunne la meg bli avhengig av noe så direkte idiotisk som å betale bøttevis med penger for å forgifte meg selv. Men, det er i etterpå klokskapens tegn...

Røykingen har forresten gitt meg store og kostbare tannlegeregninger i årevis, men heldigvis så har fått kontroll over det.

Heldigvis har det blitt så usosialt etter hvert at færre faller i fella...

Bli kjent med dine egne svakheter og reaksjoner

Uansett, jeg lærte i alle fall mye om meg selv og mine reaksjoner som har vært nyttige også i en rekke andre sammenheng. Så, hvis du vil ha sunne tenner og tannkjøtt MÅ du bare slutte med smugrøyking eller snusing - skaff deg boken.

Hjelper mot andre avhengigheter også

Boken er også veldig nyttig (tror jeg) - for den som har så sterk avhengighet av mat, drikke, sjokolade osv. at det er vanskelig å endre vaner.

Problematikken er nemlig den samme. Det er belønningssenteret i hjernen som har fått feil programmering, og gjør at du blir livredd for å miste lykkerusen du får av det du er avhengig av.

Les den.

Kanskje mange ganger... Men, så en dag skal jeg love deg at budskapet går hjem

Kapitel

11

LYNDIETTEN - MENY UKE 2

Før frokost

1 stort glass vann med 1 – 2 ss eplesider eddik

1 ts. kaldpresset kokos-, solsikke eller olivenolje

Frokost hver dag

1 skive helseklibrød eller grovt knekkebrød

1 egg, kokt eller som eggerøre

1/2 grapefrukt i båter

4 ss yoghurt naturelle med noen friske bær

Vitamin-mineral tilskudd. Kaffe eller te.

Formiddag

1 stor kopp peppermyntete

Søt med litt honning

1 skive reven kålrabi med presset appelsinsaft eller

1 stilk stangselleri

Matpakke/ lunch

2 helseklibrød eller et grovt knekkebrød

Pålegg separat i matboksen:

Cottage cheese, mager gulost, 1 skive kokt skinke el. 1 hardkokt egg

Tomat, slangeagurk, redikker

Kaffe eller te, gjerne med litt varm lettmelk

Vann med sitron, eple eller slangeagurkskiver

Alternativ er salat til lunch

Lag en stor porsjon grunnsalat som du kan oppbevare i kjøleskapet i mange dager. Det er en norsk vri på den klassiske coleslaw som er en favoritt i både England og USA. Den kan minne litt om vår italienske salat. Den er såre enkel å lage.

1/2 lite kålhode

1 gulrot

1/4 gul løk

Dressing:

3ss Lettmajones

3 – 4 ss Lettmelk

Litt eddik etter smak

Salt, pepper

Finsnitt kål, finhakk løk, riv en gulrot. Bland alt godt sammen med en dressing av lettmajones som du tynner ut med lettmelk og smaker til med ekstra eddik, salt, pepper – og gjerne litt hvitløk.

Nå kan du bruke denne som base, og tilsette litt finhakket kyllingkjøtt, tunfisk eller kokte eggebåter. Du kan selvsagt også bare spise den som den er. God, mager og mettende er den i alle fall!

Din egen salatmiks

Du kan selvsagt bruke alle typer grønne salater, endive, spinat og hva som frister i grønnsaksdisken til å lage dine egne salater. Uansett hva du velger kan du ha i ekstra stangselleri, løk, andre oppkuttede grønnsaker og frukt etter smak.

Kanskje du skal være kreativ og ha en ny variant hver dag i uken?

Ha dressing separat så det ikke blir for klissete. Finn en liten flaske med tett skrukork. Lag vinaigrette av 1 ss olje, litt vann eller lettmelk, eddik, sennep og krydder. Smak til med litt balsamico.

Du kan også bruke presset sitron- eller appelsin smakt til med litt honning for variasjonens skyld.

Uansett: Minimalt med olje så lenge du skal ned i vekt på rekordtid!!

Ettermiddag

1 lite beger yoghurt naturelle

1/2 kopp friske bær – velg hva som helst som er tilgjengelig

Får du ikke tak i bær, så kutt melon og frukt i biter i samme mengde.

Litt havregryn eller nøtter kan tilsettes så det blir mer mettende

1 stor kopp sitronte

Tips for deg som liker iskrem til dessert

Du kan røre bærene sammen med yoghurt til en jevn masse. Så har du blandingen i porsjonsformer og setter den i fryseren. Ta den ut litt før du skal spise den, rør godt så den blir jevn, kremaktig, deilig yogis.

SLANK MIDDAGER UKE 2

For å gi deg litt variasjon i kosten, har jeg ny meny med forslag for middagene dine denne uken. Det er fordi middagene etter min erfaring er den store utfordringen i hverdagen – både når en slanker seg og ellers.

Mange ganger er det altfor lett å ty til et par tre gamle travere som forskjellige typer pasta, pizza, pølser, fiskegrateng og ovnsklare retter fra frysedisken.

Du fortjener å spise bra

Mange som bor alene gidder ikke engang å lage skikkelig middag, men lever mye på brødmat og ferdig pålegg. Stusslig og usunt. Mange koser seg med Kims og smågodt, med Cola attåt. Da er man på full fart mot feit og usunn.

For i lettvinn kost mysser det av fett og karbos som legger seg på de berømte sidebeina og gir ulekre valker.

Unngå tomme kalorier

Mange med familie og barn ender ofte opp med kjøttkaker, pizza, fiskefingre, spagetti og andre enkle, raske middager. Dessverre er det mat med mye fett og karbohydrater - og egentlig lite næringsstoffer. Helt feil for den som vil ned i vekt - og egentlig rimelig usunt for alle hvis en ikke bruker mye grønnsaker og frukt i tillegg.

Gamle vaner kan vendes

Men, uansett hva du har spist i det siste, så er det nye tider nå som du har begynt på dette kurset. Jeg vet at du for å gjennomføre bør ha maten lettvinn, rask, god, sunn og rimelig. Her er middagsforslagene for denne uken, og rettene fyller disse kravene.

Smak og behag

Du kan selvsagt endre på rekkefølgen hvis det passer deg og ukeprogrammet ditt bedre. Du kan forandre, trekke fra og legge til litt på råvarene, men da må du holde deg innenfor omtrent samme kalorirammer. Ikke lur deg selv!!

Rammebetingelser som setter grenser for deg

Du behøver selvsagt ikke følge menyen slavisk, men jeg tror det er praktisk å ha noe å gå etter. Det er jo ikke nødvendig å finne opp hjulet hver gang. La oppskriftene mine være grunnlag så du kan lage din egen vri etterhvert.

Lag mat som en slank, sunn person

Du behøver ikke bare spise salat og drikke vann for å gå ned i vekt (eller for å holde deg på normal, stabil vekt). Du kan faktisk spise variert og mye - hvis du bare velger riktige råvarer.

Så bruk hodet, vær kreativ i matlagningen din så du sparer unødvendige kalorier. Ukens meny er eksempel på det, men du kan gjerne variere den og tilpasse den til deg og din familie.

HUSK: Ikke lur deg selv med å bruke mye fett og ekstra karbohydrater - da bare forer du det fettet du skal bli kvitt.

Del og lik

Har du gode oppskrifter, tips eller råd? Del gjerne gode forslag med dine medsøstre på din egen Facebook side – eller på Slankonline. Flott hvis du snapper bilder av både deg og maten, det vil garantert inspirere medsøstre som også jakter på en sunnere, slankere kropp. Motiver og støtt hverandre!!

Mandag

Vegetar Las Palmas Omelett

Omelett, tortilla, er hverdagskost som både tapas og hovedrett i Spania. Den inneholder poteter, løk og masse olivenolje. Den er en kaloribombe som er både mettende og tung...

Alt for tung for deg som skal bli lettere. Jeg har derfor tatt en spansk en, og laget min egen vri.

Jeg har valgt å lage den med grønnsaker. - og droppet potetene som har mye stivelse og ergo karbohydrater. Jeg har brukt aubergine, squash og løk og minimalt med olje.

Men, du kan eksperimentere og lage din egen miks, eventuelt dypfryst grønnsaksblanding. Bare velg den blandingen du liker best (bortsett fra den amerikanske med kaloririk mais.....)

2 – 3 egg, avhengig av størrelsen

3/4 ts. salt

1/2 aubergine

1/2 squash

1/2 løk

Skjær grønnsakene i skiver. Krydre med litt salt, pepper, hvitløk. Ha litt olje i stekepannen (helst teflonpanne), og stek grønnsaksskivene på middels varme. Pass på at de ikke setter seg fast i bunnen. Visp sammen eggeblandingen og hell den langsomt over grønnsakene (la eggene stivne litt av gangen).

Løft omeletten langs kantene så eggemassen renner inn under grønnsakene. "Rist" pannen og fordel eggene. Det er en teknikk som du raskt lærer deg å beherske.

Du behøver ikke å snu omeletten. Men - hvis du foretrekker det, - så bruker du en tallerken som er litt større en stekepannen som lokk. Så løfter og snur du stekepannen så omeletten havner på tallerkenen – og deretter lar du den skli tilbake i pannen så den blir stekt på oversiden.

Vanskelig? Bare prøv, øvelse gjør mester!!

Når jeg skal ha en stor porsjon, legger jeg alt i en ildfast form og heller eggene over. Så setter jeg gratengen i varm stekeovn – og den lager seg selv.

En enkel salat med tomater- og slangeagurk med løk smaker deilig til. Du kutter grønnsakene i biter, tar på salt, pepper, hvitløk og litt olje – og så er det bare å kose seg.

Lag dine egne spesialiteter

Dette er også en grunnoppskrift som går igjen hos meg. Du kan lage denne omeletten med akkurat hva du har. Rester av kjøtt, grønnsaker, fisk, skalldyr – og til og med frukt og bær. Da har du lekker dessert.

Det gjelder bare å være kreativ i kjøkkenet – og fokusere på smaker og spennende "vakker" mat – ikke bare å dælje i seg fetende kaloribomber.... Vi fortjener bedre, gjør vi ikke?

Tirsdag

Glad Oslo Laks

Dette er min favorittoppskrift på en god laksemiddag! Den er superenkel å lage for både en og flere personer. Oppskriften her er for en porsjon.

1 stykke laksefilet, størrelse som en håndflate

Salt, pepper og grov, søt sennep og sitron

3 hakkede mandler eller nøtter

Legg laksen på et stykke folie, stort nok til å brette det godt rundt. Salt fisken, drypp den med sitron, smør på et lag av sennep og dryss de hakkede mandlene over. Brett pakken sammen. Legg den i ildfast fat sammen med et par potetbåter og grønn, fersk asparges smakt til med litt grovt salt.

Sett fatet i varm stekeovn, 220C – ca, 15 minutter. Server gjerne ekstra asparges i tillegg.

Onsdag

Lun Tri-color Salat med rødbeter

Små-bladet salat (så mye du vil ha)

3 grønne, ferske asparges

1 stor eller 2 små rødbeter

1 ss sesamfrø

4 valnøtter

2 ss fetaost eller hvit gjetost i små kuber

Velg en salat med små blader – og bland gjerne flere sammen. Skrell og kutt en rødbete i kuber, og stek den i stekepannen i litt olje –krydre den med salt, pepper og hvitløk.

Rist den oppskårne aspargesen i pannen med sesamfrøene og valnøttene. Ha alt i sammen med den grønne salaten.

Vend ingrediensene i litt olje og balsamico dressing – og strø eller smuldre osten på topp. 1 skive brød – eller et klibrød ved siden av.

Torsdag

Fylt kyllingbryst Hamburg

1 kyllingbryst

1 skive mager gulost

1 skive mager kokt skinke

Sennep

Finhakket, rød paprika

Finhakket gul løk

Finhakket kruspersille

Snitt kyllingbrystet langs langsiden og brett det ut Krydre det med salt, pepper, hvitløk (hvis du liker det...) Legg på den ene siden: Osteskiven, sennep, skinken og grønnsakene

Brett den andre halvdelen over, og fest dem gjerne sammen med tannpirkere.

Legg den fylte kyllingfileten i ildfast fat i ovnen, og la det bli gjennomstekt – men ikke tørt og grått. Ca. et kvarter på 200 grader. Mens kyllingbrystet steker seg, koker du langkornet ris i lettsaltet vann – og damper grønnsaker som du liker.

La kyllingen hvile litt før du skjærer den i skiver. Server med 1/2 kopp ferdigkokt langkornet ris og dampede grønnsaker. Bruk enten ferdig blanding eller miks de grønnsakene du liker best.

Spis langsomt - så spiser du mindre

Ikke spis opp alt - du trenger ikke å bli så mett at du nesten sprekker. Spis langsomt, legg ned bestikket mellom bitene - og kos deg med maten og smakene.

Da får du rester igjen! Skjærer du opp kyllingkjøttet du har til overs i tynne skiver og oppbevar det i folie i kjøleskapet. Det er helt nydelig pålegg - eller som en smårett med salat ved siden av.

Du kan selvsagt også lage ekstra porsjon av middagen til pålegg når du først er i farten

Spis så mye du vil av grønnsaklapskaus

Supper og gryteretter er fantastisk til både hverdag og fest. Du kan putte nær sagt alt du har i en gryte med vann, salt og krydder - og så lar du det småkoke og kose seg til du har velsmakende suppe "på en spiker".

Jeg bruker alltid masse forskjellige ferske grønnsaker som jeg kutter opp i små firkanter til grønnsaklapskaus. I tillegg utnytter jeg alle grønnsakrester fra kjøleskapet.

Hvis jeg vil ha en tykkere lapskaus, så rører jeg inn hvetemelsjevning eller maismel like før den er ferdig, og lar det småkoke litt før servering.

Samme grunnoppskrift bruker også også til gryter med rester av fugl, kjøtt eller fisk. Eksperimenter, og du vil få himmelske retter som koster minimalt. Disse grytene er fullpakket med vitaminer, mineraler og næringsstoffer – men har lite kalorier hvis du unngår å bruke fett kjøtt.

Fredag

Fiskegryte Montpellier

Dette er en grunnoppskrift hvor du kan legge til mer fisk og skalldyr etter hva som er tilgjengelig der du bor – og etter hvor mange det er som skal "mates". Den kan bli alt fra en enkel hverdagsrett til et eksklusivt franskinspirert festmåltid hvis du har mye godt tilbehør for de som ikke tenker på kaloriene.

Fiske- eller skalldyrkraft (buljong)

1 stor t stykke hvit fisk

En håndfull reker

Finhakket løk (gjerne vårløk)

Hvitløk, snittet i tynne skiver

1 gulrot i tynne skiver

I kopp melk

1 toppet ss maismel utrørt i kaldt vann

Valgfritt:

Blåskjell og andre skalldyr

Fersk dill

La fisken, rekene (gjerne med skall for smakens skyld) og gulroten trekke i kraften mens du freser løk og hvitløk i litt olje i stekepannen. Hell litt av skalldyr kraften over – og ha alt over i gryten. Gi alt et oppkok og tilsett maismelet sakte under omrøring til gryteretten har den tykkelse du liker. (Du kan eventuelt ha i mer hvis det er mye kraft).

Jeg serverer gjerne brennvarm, sprø baguette til gjester, og har skåler med førsteklasses olivenolje og grovt havsalt på bordet så de kan duppe brødet på ekte Middelhavsvis. Iskald hvitvin eller rosé hører til.

Til dessert har jeg frisk frukt, gjerne ferskener, aprikos eller annet som er duftende modent og en skikkelig god ost. Det enkle er ofte det beste.

Lørdag

Kokoskotelett Hawaii

Dette er en av mine favoritter fra sekstitallet som jeg falt totalt for da jeg var i celebert selskap på den fantastiske polynesiske restauranten i Mayfair Hotel i London. Det var så eksotisk at lille meg fra Norge hadde øyne som tinntallerkener, og syntes at alt var som en drøm – maten inkludert.

Denne retten er en enkel variant, men jeg skal love deg at den smaker deilig. Hawaii retten kan du enkelt lage til mange gjester, og jeg har med hell brukt den på BBQs. Alle elsker denne eksotiske maten!!

Oppskriften her er for en person - så du bare skalerer den opp til antall gjester.

1 liten nakkekotelett

1 egg

Salt & pepper

1 – 2 ss kokosmasse

1 stor skive ananas

Kokt ris, en liten kopp

Kok risen, lag en frisk grønn salat med litt ananassaft som dressing. Du må gjerne kutte opp litt ekstra frukt og ha i salaten så den blir virkelig tropisk.

Fjern eventuelle ben i nakkekoteletter, og bank den flat den med baksiden av forskjærkniven. Bank på langs, på tvers i et rutemønster, da blir koteletten mør som smør. Du krydrer den, så vender du den i pisket egg, deretter i kokosmasse så den er helt dekket.

Ha litt meierismør i brennvarm panne, la det skumme fra seg og bli gyldenbrunt. Så steker du koteletten raskt på hver side, deretter setter du ned varmen og steker den litt lengre så den er gjennomstekt.

Du steker ananasskiven og legger den på koteletten, og serverer den på tallerken sammen med den kokte risen. Du kan spise så mye grønn salat du vil ved siden av, med dressing av litt kokosolje eller Balsamico.

Varier med krydder

Kardemomme, kanel og andre kakekryddere smaker kjempegodt på svinekjøtt, så vær ikke redd for å eksperimentere litt.

Ildfast form

Her er en lettvinn variant hvis du ikke vil grille. Den er nyttig hvis du skal lage Hawaii kotelettene til flere – og slippe å stå i steke- eller grill os. Du legger kotelettene i stor ildfast form når du har vendt dem i krydder, egg og kokos..

Plasseres i i stekeovnen på midterste rille, ca. 220 grader.

Når de ser gyldne og sprø ut (ca. 20 minutter) legger jeg ananas skivene på topp, og lar de stå i noen minutter før jeg skrur av ovnen. Så lar jeg alt hvile til det anrettes på tallerkener – eller settes frem på buffet.

Du kan lage et sunt og lekkert dessert bord som ikke renner over av unødvendige kalorier. Velg eksotiske frukter og bær, og anrett de lekkert på fat. Server god te ved siden av.

Istedenfor brød lager jeg tynne pannekaker med egg, melk, litt mel, salt og søter med litt stevia. Pannekakene er neste som tynne omeletter...

Smaker deilig - og ser utrolig delikat ut.

Søndagsmiddag

Mumbai Curry

Det er godt med litt krydret og eksotisk mat, og karri er stort sett alltid vellykket. Det er fantastisk mange gode vegetarretter, spesielt i syd India. Jeg har vært der masse, og jeg har ikke engang tenkt på at rettene "mangler" kjøtt eller fisk. De er bare helt fantastiske smaksopplevelser.

Men, ellers har jeg en svakhet for lam, så her er oppskriften på min enkle lamme-curry.

1 kopp lammekjøtt skåret i kuber

Yoghurt naturelle

2 ss rosiner

2 ss hakket løk

1/2 kopp langkornet ris (halvkokt)

Karripulver, salt og pepper

Krydre lammebitene godt, vend dem i litt mel - og brun dem i litt olje sammen med den hakkede løken. Hell litt vann over og la det koke før du tar blandingen over i gryte og tilsetter yoghurt.

Rør godt, ha i den halvkokte risen og rosinene, og ta gjerne i mer karri for å få sterkere smak. La alt stå og småputre på lav varme til kjøttet og risen har absorbert yoghurten.

Det kan gjerne stå i flere timer, bare pass tilsette ekstra vann hvis det er nødvendig.

Server gjerne kokte grønnsaker ved siden av. Faktisk er både blomkål og broccoli veldig godt til.

Det lille Ekstra

Hvis du er veldig sulten, kan du alltid forlenge måltidet ved å bruke en suppe som forrett. Det varmer, det metter, og det gjør at ikke trenger så mye av hovedretten.

Det er faktisk bevist at man spiser færre kalorier hvis man har flere retter i et måltid.

Jeg synes det er godt å variere med grønnsak- og kjøttbuljonger. Det er mye å velge mellom, så finn en god kvalitet! Buljongen kan du "sprite" opp med finhakket koriander, kruspersille, gressløk og andre urter etter smak. Du tar hva du har...

Det er godt å rive litt gulrot eller andre harde rotgrønnsaker i buljongen – eller ha i noen erter, bønner e.l. Det er som spikersuppe, du ser hva som finnes i kjøleskapet – og så mikser og trikser du. Enkelte liker å ha en dæsj med eddik i buljongen for ekstra fres. Prøv deg frem.

Raskt & Mettende: Gode grønnsaksupper

Hvis du er av den veldig sultne typen. så er det smart å lage kjempestor porsjon av grønnsaksuppen når du først er i farten.

Fordel i porsjoner i plastbokser i kjøleskapet, så har du i reserve når du føler at det gnager i tarmtottene. Det tar bare et øyeblikk å varme opp suppen i en liten kjele - og så kan du stille sulten på en sunn måte.

NB: Ikke varm opp i mikrobølgeovn - det endrer molekylstrukturen og næringsverdien i maten.

Fyll opp med kokte grønnsaker

Du kan også unne deg store porsjoner med kokte grønnsaker hvis du fyser på å fylle opp magen. Ypperlig som forrett, hovedrett – mellommåltid – eller som følge til fisk- og kjøttretter.

Jeg synes kål, blomkål, broccoli, gulrøtter, sukkererter, bønner, neper, kålrabi, rødbeter og alle typer rotgrønnsaker smaker kjempegodt. Damp gjerne squash, den gir veldig god smaksfølelse fordi den er så myk og deilig.

Litt salt, pepper og kruspersille setter ekstra piff. Jeg bruker også veldig mye løk og hvitløk, det er både sunt og godt.

Har jeg de kokte grønnsakene til middag, så hender det at lager jeg en deilig hvit saus med litt muskatnøtt og har over. Jeg er sparsom med smøret, men det smaker likevel helt nydelig.

Kapitel

12

FÅ FART PÅ FORBRENNINGEN

I løpet av dette kurset er det utrolig viktig at du lærer å lytte til kroppen, og finne ut hva den egentlig trenger av mat og drikke. Så må du faktisk bare innrette deg etter det.

Vektproblemer oppstår jo fordi man spiser litt mer enn hva man forbrenner. Årsakene kan være mange og komplekse, og det er store individuelle forskjeller på oss.

Enkelte kan spise som hester uten å legge på seg et gram - mens andre spiser som fugl og fettet sitter som spikret. Det er genetiske forskjeller, det er hormonelle ulikheter - det er forskjeller på aktivitetsnivå og mennesketyper - og det er bare sånn det er!

Tilpass matinntaket til din forbrenning

Du må derfor finne ut hva din kropp klarer å forbrenne. Er du økonomi-modell, ja vel - da må du bare akseptere det og leve deretter. Enig i at det kan være ganske surt når en ser hva andre kan dytte i seg uten å legge på seg et gram.

Men du må bare godta at du er deg på godt og vondt, og tilpasse livsstilen din deretter.

Det betyr at du må venne deg til å spise mindre porsjoner, mindre fett, mindre sukker og hvite bakervarer - og kutte ut snacks, snop, brus og tomme kalorier.

Da kan du bli den sunneste varianten av deg selv, med en kropp som ser slank og harmonisk ut - og som fungerer!

Alternativ er å fortsette å legge på seg - og gi opp kampen mot fettet. Det er utrolig trist, fordi konsekvensene er så negative for deg både fysisk og psykisk.

For å regulere matlysten din automatisk til det du forbrenner, må du være fysisk aktiv.

Hvis du er for stillesittende så fungerer ikke reguleringen, og da er det såre enkelt å dytte i seg alt for mye - og få et stadig økende vektproblem.

Vektkontroll gir deg innsikt i forbrenningen din

For å få full kontroll over hva du forbrenner, så er det helt nødvendig å veie seg hver dag. Vær klar over at vektnålen kan duppe opp og ned ganske mye i løpet av et døgn. Det er helt avhengig av hvor mye mat du har i systemet ditt – om du har vært på toalettet etc.

Men veier du deg i ren netto hver morgen så vil du se et helt klart mønster.

Spiser du mindre enn du forbrenner (og det skal du jo nå..), så ser du at nålen går nedover i løpet av uken – selv om den har vippet nervøst både opp og ned.

Spiser du for mye?

Da går nålen oppover. Au da! Da leser du hele kurset om igjen, og drar inn slakken. Kanskje du skal ta to dager på Detox Dietten igjen så du kommer på sporet.

Begynn å forsyne deg med mye mindre porsjoner på tallerkenen. Forsyn deg heller flere ganger,

Hvis vekten viser det samme tallet, spiser du det kroppen trenger for å holde en konstant vekt. Da må du også spise mindre og trene mer...

Dette vet du jo så inderlig godt, men jeg gjentar det likevel. Og det bør du også, helt til det sitter og du får et mer automatisk, sunt og slankt spisemønster.

Har du stått på som en gal for å følge programmet med både Dietten og treningen? Har du pustet og pest og fått renset opp i luftveiene? Har du kommet deg opp av sofaene og ut på tur i heftig tempo.

Gratulerer!! Det er jenta si det. Gjett om belønningen kommer.

Din daglige trening

I løpet av første uken skal du ha "pugget" grunnprogrammet ditt så det går automatisk. Du skal kunne gjøre øvelsene i blinde... Både i langsomt og hurtig tempo Du skal klare så mange repetisjoner, at du bruker minst en halvtime på din daglige trening.

Øk hvilestoffskiftet – døgnet rundt

Du trenger nemlig å trene sammenhengende minst 30 minutter daglig. Da får du nemlig en super bonus ved at du øker hvilestoffskiftet ditt med inntil 15% og det holder seg der i ca. 12 timer...Da svir du av mye fett! Utnytt det faktum at økningen varer i ca. 12 timer etter avsluttet trening. Det tilsvarer omtrent effekten av tyroksin for lavt stoffskifte.

Du kan få det helt gratis og med bare positive bivirkninger.

To ganger daglig gjør susen

Er du er klar for å ta et ekstra krafttak for å svi av fettet fortere og få lynraske resultater? Da tar du to treningsrunder daglig, en morgen og en kveld – og står på så svetten hagler for å holde toppfart på stoffskiftet døgnet rundt!

Tenk hvilket utslag det vil gi på vekten – samtidig som du blir fastere i fisken! Her er noen viktige grunnregler som du bør huske på når du trenger.

Konsentrer deg om pusten din

Gjør øvelsene konsentrert og kontrollert.

Ikke rykk og napp.

Fokuser på muskelgruppene du trener.

Prøv å se dem for deg.

Gå så langt i hver posisjon som du klarer.

La din egen kropp sette grenser for utslagene

Tøy til grensen – hold – og slapp av. Du vil komme litt lenger for hver eneste dag.

Du vil merke at du blir bedre kjent med kroppen din.

UKENS SLIMTRIM FORMER FIGUREN

Du fikk de fleste øvelsene i uke 1, og jeg håper du allerede har har kjent hvordan de fungerer i praksis Jeg repeterer likevel fordi de er svært enkle, og tar for seg så mange muskelgrupper på en gang. I tillegg får de deg mykere og mer bevegelig.

På slutten av dette kapitelet får du flere effektive øvelser og noen ekstra trenings-tips.Litt variasjon er aldri å forakte. Det er enkelt, så bare sett i gang og test dem nå med en gang.

Varm opp – og få smalere midje

Stå med rette ben litt fra hverandre. Strekk armen opp mot taket, og så berører du høyre fot med venstre hånd. Hold magen inn så du ikke belaster korsryggen. Tilpass tempoet etter formen din. Flott hvis du blir svett....

Dette klarer du selv om du er i kjempedårlig form. Belønningen er at du gradvis vil bli fastere i fisken, mykere og mer fleksibel – og føle deg VELDIG fornøyd med deg selv.

Du får også fart på stoffskiftet.

Saksing strammer opp slapp mage

Så kan du legge deg på gulvet og løfte begge bena. Kryss foran og bak i raskt tempo - hold knærne rette og stekk vristene. Press korsryggen i gulvet og bruk magemusklene helt tiden.

Dette er superenkle øvelser som du selvsagt også kan gjøre på stuegulvet.

Når du sakser og senker bena blir øvelsen tyngre og tøffere jo lavere du kommer mot gulvet. Du må bare passe nøye på at du holder korsryggen limt i gulvet.

Du må ikke svaie, det skaper for stor belastning og er ikke bra for ryggsøylen din.

Vis fornuft og lytt til din egen kropp, den har svarene på hva som er riktig for akkurat deg.

Situps & sykling trimmer magemusklene

I kapitelet SlimTrim fikk du forskjellige situps både for rette og skrå magemuskler. De bør du absolutt gjøre hver eneste dag, gjerne flere ganger i døgnet! Jo flere repetisjoner, jo bedre!

Du kan variere mellom situps og sykling. Syklingen blir tøffere jo mer du strekker ut og senker bena.

Pass på korsryggen, Bruk musklene dine bevisst hele tiden.

Situps rette magemuskler

Ligg og press korsryggen i gulvet. Hold fingertuppene bak ørene. Hold nakke/ryggsøyle rett – og se på et punkt i taket. Bruk magemusklene for å løfte overkroppen!! Tell langsomt til ti mens du holder. Slapp av og gjenta.

Situps skrå magemuskler

Strekk armene fremover, løft overkroppen mot venstre, Hold, tell til ti. Slapp av. Strekk armene, løft overkroppen mot høyre. Hold, tell til ti. Slapp av. Ta 10 repetisjoner av hver. Øk gradvis til du klarer 30.

Fastere lår

Ligg på venstre side, len hodet på venstre arm. bøy og ta klassiske lårøvelser. Løft øvre ben med strakt kne oppover mot taket, så tilbake - og gjenta så mange ganger du orker. Deretter presser du benet bakover, tilbake – og gjentar.

Så tar du høyre kne over venstrebenet, bøyer kneet og setter fotsålen i gulvet - og løfter venstrebenet opp og ned (eller holder det mens du teller til 20). Det er tøft – men noe av det beste for å stramme opp slapp innside av låret ditt.

Snu, legg deg på høyre side og gjenta med det andre benet. Start med 10 repetisjoner. Øk gradvis til 30 med hvert ben.

Stram opp armene

Grevinneheng, persiennearmer... Auda. Her må det styrketrening til. Stå med rett rygg, armlengdes avstand fra veggen. Push mot veggen ved å bøye albuene. Kjenn at musklene strammes. Ikke svai i ryggen....

Pupp & Armløft

Flyvertinne øvelsen er enkel og utrolig effektiv for å stramme opp både armer og brystmuskler. Sitt i yoga stilling, hold hendene sammen foran brystet. Push sammen så hardt du orker, tell til 20, slapp av og gjenta.

Ta så mange repetisjoner du orker, for jeg kan love deg at det gir flotte resultater.

Du kan også ta øvelsen på badet om morgenen når du steller deg. Bare se foran speilet hvordan musklene jobber, og hvordan puppene løftes av underliggende brystmuskulatur.

Kna flesket, få fastere og glattere rumpe

1.Sitt i skredderstilling, rull frem og tilbake så du "knar" skinkene godt. Ha rett rygg hele tiden.

2. Sitt med rette ben, gå frem og tilbake på gulvet bare ved å vrikke og bruke rumpemusklene.

Styrk rumpe og rygg

Stå på alle fire – strekk ut et ben (høyre) og en arm (venstre) av gangen. Hold ryggen rett ved å bruke magemusklene. Løft benet nok til at du kjenner det i rumpa. Hold, tell til 20.

Skift til venstre ben og høyre arm. Hold, tell til 20. Minst 10 repetisjoner til hver side.

Stram opp rumpe og bakside lår

Dette er en "multi-funksjonell" øvelse som styrker rompe, lår, rygg, mage - og mer eller mindre hele kroppen.

Den er enkel, og kroppen din setter grenser for hvor mye krefter du kan bruke. Gjør du denne mange ganger om dagen er du på vei til en fastere, flottere kropp.

Du ligger på magen. Det enkleste er å lene pannen på hendene og løfte et ben av gangen så du kjenner det strammer i skinkene.

Du kan gjøre det litt tøffere ved å løft avvekslende høyre ben og venstre arm - venstre ben og høyre arm. Hold mens du teller sakte til 10. Slipp – og gjenta.

Når du er sterkere, kan du løfte begge bena og begge armene samtidig. Ta minst 10 reps med hvert ben.

Ballerina knebøy - plieer

Styrk lår og legger med pliéer. Stå rett, hold magen inn, ha hendene i sidene som en ballett danserinne. Tærne utover.

Så går du sakte ned i knestående (eller så dypt du klarer) uten å lute i ryggen. Hold, og tell til 10, reis deg opp og gjenta. Hvor mange repetisjoner klarer du?

Disse knebøyningene er ypperlig som øvelse når du ser på TV! Bare kom deg opp av sofaen og sett i gang hver gang det er reklamepause...

Flott ekstra trim på badet også (ta 10 hver gang du har tisset...).

Det lille ekstra

Det er små ekstra aktiviteter som gir utslag i det lange løp. Du legger inn statiske styrkeøvelser i "pauser", og du får masse ekstra trening og finere kropp. Det gir deg også et vanemønster som er flott for et mer aktivt liv og økt, kroppsbevissthet.

Utstrekking og avspenning

Ligg på magen og ta tak i anklene – og press føttene mot rompa så langt du kan. Deretter ligger du på ryggen, bøyer knærne mot brystet mens du holder rundt anklene. Så strekker du med å ta tak i høyre ankel. Press mot brystet. Hold og tell sakte til 20. Ta minst 10 strekk med hvert ben.

Stress ned kropp og sjel

Avslutt med å ligge på ryggen med armene langs sidene av kroppen. Pust dypt og rolig inn og ut og slapp totalt av. Du skal føle at du omtrent synker gjennom gulvet.

Har du problemer med å slappe av?

Da ligger du i samme stilling på gulvet. Så knytter du nevene og spenner du alle muskler. Start med tærne, gå til knærne, lårene, underlivet, magen, rumpa, ryggen, mellomgulvet, brystet, armene, kjeven, ansiktet...

Knytt nevene og stram alt du eier og har. Du skal være som en sementkloss. Hold, hold, hold - og slapp av...

Så slapper du helt av og slipper alle spenninger. Kjenn kontrasten – og hvordan herlig det føles når du slapper totalt av.

Gjenta øvelsen så mange ganger du trenger det.

Sov søtt

Den samme avspenningsøvelsen er også super for deg som har vanskelig for å sovne på grunn av spenninger.

Fokuserer du samtidig på pust, og vasker hjernen for problemer ved å gjenta et mantra som Ohm (Aaaaaauuuuuu,mmmmm) - er det mye enklere å slappe av og få god søvn. Trekk pusten inn på AAAAAA - og slipp den ut på UUUUUMMMMMMM...

Litt øvelse gjør mester, så bare prøv....

Avslappende essensielle oljer for bedre søvn

Ta noen dråper kamille eller lavendel essensiell olje på hodeputen, eller bland oljene med vann og spray i soverommet.

Begge har beviselig beroligende effekt som gjør det letter å sovne.

Nesebor pust

Dette er en beroligende avstressende pusteteknikk som bidrar til bedre fysisk og psykisk balanse. Du kan bruke teknikken hver gang du trenger en pause for å roe deg ned og få fokus hvis du føler deg vimsete og stresset.

Du holder for det ene neseboret med en finger, og puster dypt inn med det andre. Deretter holder du for det andre neseboret og puster dypt ut. Gjenta avvekslende med å puste inn gjennom et nesebor og pust ut med det andre til du kjenner av spenninger slipper og du får lettere pust.

Ta gjerne litt frukt og drikk vann etter treningen & ros deg selv!

Kapitel

13

CELLULITEFRI SONE

Har du lagt merke til at alle dameblader har artikler om appelsinhud fra påske og frem til sommerferien? Det har vært like populært tema i alle år jeg har vært i bransjen, og jeg fleipet med at nå orker jeg ikke å skrive en eneste overfladisk artikkel mer om cellulite.

Det er jo de samme elementene som bare røres sammen på en ny måte, og med noen nye mirakelkremer og behandlinger....

Men likevel, i dette kurset fikk jeg lyst til å dele mest mulig kunnskap og erfaringer med dere! Gi dere fakta og råd som funker, fordi hele kurset er "hjelp til selvhjelp" – ikke trylling, triks og miks!

Årsaker til cellulite

Det er en rekke årsaker som gjør at kvinner er spesielt utsatt for problemet. Det oppstår sjelden hos kvinner som er normalvektige, veltrente og har en sunn og aktiv livsstil. Der må vi gi skolemedisinen rett!

Min erfaring er at cellulite henger svært nøye sammen med fedme og mangel på trening. Men, og her er det et stort men: Det finnes tilfeller hvor kvinner har vært svært aktive og veltrente – og likevel har cellulite problemer. Men det hører mer til sjeldenhetene, og årsakene er gjerne hormonelle – eller usedvanlig høyt stressnivå.

Hormonelt

Har du opplevd at appelsinhuden har dukket opp eller blitt verre i forbindelse med svangerskap og fødsler? Eller har det ved bruk av p-piller og andre hormontilskudd? Er det medikamenter, så er det bare å snakke med legen. Ved å skifte til et annet merke med annen sammensetning av hormoner kan du få en løsning på problemet.

Parallelt må du selvsagt behandle den knudrete appelsinhuden som har oppstått, og stå på for å få fettceller og vev tilbake til normaltilstand.

Stress kan være årsaken

Stress kan forverre problemet radikalt – eller være hovedårsaken til at det har oppstått. Stress føres til utallige hormonelle og biokjemiske endringer i organismen.

Mange av disse vil påvirke evnen til fettlagring, sirkulasjonen og utskillingen av avfallsstoffer – bare for å nevne noen få av stressens negative virkninger.

Avspennings- og anti-stress teknikker er derfor viktige elementer når man skal behandle cellulite. Yoga og pusteteknikker er gode hjelpemidler for å balansere deg fysisk og mentalt, og meditasjoner og motivasjon er også elementer som hjelper.

Fedme

Å tro at du kan bli kvitt cellulite uten å kvitte deg med overflødig fett og bygge opp normal muskelmasse, er urealistisk. En viss overflatevirkning kan du oppnå, spesielt med behandlinger som gir kortvarig væsketap.

Men, det er dyre og dårlige løsninger. For å oppnå varig virkning og normalisering av vevet, må det en totalstrategi til.

Og det krever innsats fra deg – og ingen andre....

Ikke bare vekttap

Med dietter alene oppnår man lite, spesielt fordi cellulite er et problem som oftest rammer kvinner med feminin fettfordeling og såkalt pærefigur. Det er kvinner som primært lagrer overflødige kilo på rompe og lår, og de har gjerne liten til moderat byste og smal midje.

Ved slanking uten trening vil denne figurtypen raskt miste ytterligere fett på overkroppen, og spesielt tape fettvev fra brystene.

De kan bli rimelig magre og flatbrystede av en vanlig slankekur – mens cellulittene blomstrer, og fettet på rompe og lår sitter som spikret.

For hver sultekur blir det verre, så her er det viktig å snu og gjøre det på en fornuftig måte. Styrketrening, gjerne tunge vekter i sakte tempo for overkroppen – og masse heftig bevegelse for underkroppen.

Kosmetisk eller medisinsk problem?

Er cellulite et begrep som er funnet på av skjønnhetsbransjen? Eller er det et hud-helse problem? Eller et medisinsk problem?

Har du blitt forvirret over det du har lest, fordi mye er motstridende.

Den offisielle innstillingen til problemet her i Norge har vært det legestanden har hevdet: Det er bare er å spise mindre og trene mer, så blir huden glatt og "appelsinfri".

Det er selvsagt mye sannhet i det, men det er også en arrogant og nedlatende holdning til et typisk kvinneproblem.

Uansett, det er ingen farlig sykdom – og det finnes heller ingen medisiner de kan skrive ut resepter på...

Selv plastiske kirurger kan tilby relativt lite av løsninger.

Vive la femme

I Frankrike og andre Middelhavsland er holdningen svært annerledes. Der har leger i en årrekke tatt problemet på alvor, og fastslått at det dreier seg om en sirkulasjonssykdom som oppstår av en rekke årsaker.

I startfasen er det ikke noen stor sak, og det er mer et kosmetisk enn medisinsk problem. Men, får det utvikle seg, så er det bare å innse at cellulite er et skjemmende, plagsomt problem for svært mange kvinner.

Det kan utvikle seg til en smertefull tilstand med økende ømhet i de angrepne områder.

Big business

Cellulite behandlinger og produkter har alltid vært bestselgere, men her – som ved slankeprodukter – har det vært, og er, mange kortsiktige og lite effektive løsninger.

Det må nemlig kunnskap, livsstilsendring og mye egeninnsats til for å behandle problemet effektivt og varig.

Fakta om celluliter

Medisinske studier foretatt i forbindelse med biopsier av fettvev fra kroppsområder med cellulite, viser en mengde endringer som har forandret oppfatninger om dette fenomenet.

Det er fastslått at ekte cellulitis er en sykdom, ikke bare et skjønnhetsproblem med skjemmende lokale fettansamlinger.

Cellulitis er en sirkulasjonssykdom som har betegnelsen FEP, Fibrosclerotic Edematous Panniculopathy, liposclerose.

Normalt fettvev - adipositas vev

Det er lokale fettlagre hvor cellene er normale i biologisk forstand. Dette er en helt normal tilstand, og fettvevet er kroppens reservelager for energi. Dette er en viktig del av vår overlevelsesmekanisme.

I normal tilstand har fettvevet god gjennomstrømming av vevsvæske, og kapillærkarene ligger tett inntil fettcellenes utside, membranene. Celleveggene er såpass grovmaskete at de tillater en gunstig og konstant væskeutskiftning. Dette gir cellene tilstrekkelig næring - og en effektiv utskilling av avfallsstoffer fra stoffskifteprosesser.

Det er først når fettcellene endrer karakter og får tykkere cellevegger som reduserer opptak av næringsstoffer og utskilling av avfallsstoffer at cellulitene virkelig får utvikle seg.

Det er mange teorier om hvorfor celleveggene blir tykkere, og den mest logiske er at cellene danner tykkere vegger for å beskytte seg mot forurensing i vevsvæskene.

Avgifting, kosthold, sirkulasjonsøking og oppstramming

Dette er hovedpunktene for å ta knekken på cellulite.

Du kan gjøre alt hjemme, med Lyndietten, SlimTrim programmet, ekstraøvelsene, tørrbørsting og egenmassasje.

Har du tilgang til badstue eller dampbad er det flott, fordi alt som får deg til å svette og bli kvitt avfallsstoffer vil bidra til resultatet.

Avgifting er grunnlaget for cellulitebehandlinger

I Detox Dietten har du det beste programmet for å rense kroppen på en rask, enkel og effektiv måte. Der har du oppskriften på hva du skal spise, hvordan du skal behandle deg selv og hva du skal gjøre for å bli kvitt avfallsstoffene. Det er første bud på veien til glatt og appelsinfri hud.

Vanndrivende te av bjørkeblader

Har du svampete appelsinhud og lett for å lagre vann i kroppen? Da har jeg et godt forslag som er helt naturlig! Det er noe av det mest vanndrivende som finnes. Drikk noen store krus med bjørkeblad te daglig. Du kan kjøpe teen i helsekostbutikken.

Du kan også lage din egen når bjørkene springer ut om våren. Sank bjørkeblader når de er nye og friske. Velg fra trær som er langt fra motorveier og forurensing. Tørk bladene og oppbevar dem som vanlig te. Du kan også lage ekstrakt og ha i badevannet.

Din beste medisin for glattere, fastere hud

Spis mindre & sunnere

Få mer næringsstoffer

Mosjoner mer

Reduser stress

Reduser forurensing / detox

Stress ned!

Meditasjon og andre mind body teknikker som reduserer stress og avgifter sinnet er flott for å komme i balanse. Velger du yoga som fysisk treningsform – slår du to fluer i ett smekk. En fordel for travle kvinner. Pilates og alle former for stretching er også utmerket.

Treningsformer som gir bedre sirkulasjon, øker muskelmassen og former figuren uten at det skapes stress er det beste.

I tillegg er både jogging, raske gåturer, sykling og langrenn eksempler på god mosjon for å øke oksygenopptak og sirkulasjon generelt.

Men, velg for all del noe du liker så det ikke blir mer stress for deg...

Sauna og dampbad

Mange offentlige bad har både badstuer og dampbad, og det er kjempefint for å svette ut og rense kroppen for avfallsstoffer så du lettere tar knekken på de ømme, harde cellulitene.

Svømming er også fantastisk fin trening fordi du har motstanden i vannet i tillegg til at du bruker musklene dine.

Behandlinger & egenpleie

Av andre behandlingsformer som du får i klinikker og spa, kan ulike typer peelinger og innpakninger hjelpe. Spa behandlinger av alle slag er også supert for å få mykere, glattere hud på hele kroppen. Jeg synes at saltpeelinger og algeinnpakninger med termoterapi, varmebehandlinger, kan gi god og synlig effekt.

Ultralyd og elektronisk muskelstimulering er også raske og effektive behandlingsformer for å knuse cellulite nodulene. Manuell og maskinell lymfedrenasje er også gode alternativer, men kan være smertefulle. Disse ulike behandlingene kombinert med detox diett gir raske - og av og til - enestående resultater.

Daglig massasje og tørrbørsting med hamphanske, skrubbevotter eller en god børste er nødvendig for å få opp temperaturen og øke sirkulasjonen i "daukjøttet".

Børst og skrubb, skrubb og børst. Gå på appelsinhuden med dødsforakt, og vit at jo mer du klarer å, jobbe med det - jo raskere blir vevet mykt, elastisk og glatt igjen.

Min hemmelige cellulite skrubb

Den er såre enkel, helt naturlig, og gir kjemperesultater. Huden din blir mykere, glattere og finere bare etter en behandling.

Selvsagt fordufter ikke cellulitene, men med jevnlig peeling og jobbing med "daukjøttet" så får du resultater. Det er bare å prøve...

Den koster nesten ingenting. Du mikser den på et øyeblikk. Du kan gjøre behandlingen selv, på ditt eget bad. Den tar ikke lange tiden. Du ser resultater etter første behandling.

Du trenger

1 kopp olivenolje, 1 kopp havsalt – ikke for grovt

Bland alt til en jevn masse

1 stort plastlaken (del evnt. en søppelsekk) til å stå på

Stå på plasten, og masser og peel rumpe og lår med den vanndrivende blandingen. Huden skal bli rød og varm - men for all del, ikke skrubb så du blir sår!! Deretter kan du legge deg i badekar (hvis du har) med noen never salt i – eller stå under dusjen og spyle med vekselvarme: Varmt, lunkent, kaldt, varmt osv.

Tørr og masser hele deg fra topp til tå med et stivt håndkle. Kjenn at temperaturen øker. Så masserer og gnur og gnir du inn olje over alt!

Hvis du ikke liker lukten av olivenolje bruker du kokos- eller solsikkeolje. Lag gjerne egne blandinger med tilsetning av essensielle olje. Geranium, sitron, lavendel, rosmarin og ylang-ylang er noen av mine favoritter.

Populært, dyrt og lettvint: Fettsuging

Stadig flere søker kirurgisk hjelp for å bli kvitt både overflødig fett og celluliter. Personlig synes jeg det er en dårlig løsning annet enn I helt ekstreme tilfeller.

Resultatene kan bli tvilsomme, fordi det kan bli mye løs og slapp hud med dype groper hvis ikke de harde cellulite nodulene er knust med f.eks. ultralyd og drenert ut før fettsuging. Da kan resultatet både bli søkk og ujevnheter – og vevet er fremdeles "sykt".

Etter fettsuging så er det ofte helt nødvendig å fjerne overflødig, løs hud - og da blir det ganske omfattende og kostbare inngrep og arrvev som ikke er spesielt bra.

Sunnere å rette opp ubalanser med livsstil

Det er utvilsomt langt sunnere og bedre å investere I helsefremmende cellulite behandlinger og omlegging av livsstil enn kirurgi. Problemet vil uvegerlig gjenoppstå hvis ikke det løses.

Vær snill mot kroppen din denne uken

Gi den oppmuntrende beskjeder, affirmasjoner, og vis at du er skikkelig glad i den. Klapp og klem den, gi masse ros for at den er med på trening og reagerer så positivt på stell og pleie.

Tenk på at den er bolig for sjela di, og den er helt nødvendig fremkomstmiddel resten av livet.

Derfor: Bli bestevenn med den. Dere er som siamesiske tvillinger, så bestreb deg på å komme helt i takt ...

Jeg er takknemlig for den flotte kroppen min

Jeg elsker hver del av min kropp

Jeg blir sunnere, slankere og sprekere dag for dag

Jeg elsker min aktive livsstil

Tusen, tusen takk for at jeg har en kropp som fungerer

Nå har du to uker foran deg til å gjøre en super innsats for deg selv.

Jeg håper at jeg har gjort en god nok jobb med å inspirere deg.

Jeg vet jo at når opplegget mitt følges, så gir det resultater uten like. Det gir også mange andre fordeler enn bare slankere og finere kropp!

Det gjør deg mentalt og fysisk mye mer aktiv og våken. Du vil også føle at du blir gladere og mer positiv fordi du gjør det som er så riktig for deg.

Det du investerer i deg selv nå, vil du ha glede av både nå og i fremtiden. Det vil si, hvis du bestemmer deg for å bruke det du lærer på dette kurset, ikke bare i disse tre ukene - men på mer permanent basis.

Ny & Slank metoden er intensiv og målrettet

Du får utrolig mye kunnskap hvis du leser boken grundig. Det er både teori og praktisk som det lønner seg å sette seg skikkelig inn i hvis du ønsker en varig forbedring av livsstilen din.

Jeg har lagt opp så du på en rask, konsentrert og enkel måte skal få en grunnmur for et varig sunnere og bedre liv! Nå håper jeg inderlig at du får masse nyttig kunnskap ut av det.

Jeg lover deg at denne livsstilen vil ha kjempestor innvirkning på din hud., helse, humør, selvtillit, energinivå og kropp generelt.

Du skal ikke føle: Stakkars meg som er på slankekur!

Du skal si til deg selv: Så heldig du er jenta mi som endelig har kommet i gang med den sunne, slanke livsstilen som du vet du har så inderlig godt av.

Farvel til det gamle – velkommen til det nye

Mitt håp for deg er at du følger Ny & Slank opplegget i boken her så nøye som mulig.

Sats på en måned med intensiv innsats med ny livsstil, og jeg lover deg resultater som du er kjempefornøyd med.

Du vil se på ditt nye jeg deg i speilet og si, wow – dette virker. Du skal kjenne at klærne sitter mye løsere og bedre.

Kort sagt: Du skal føle at du endelig har fått kunnskap nok til å knekke koden til et sunnere, slankere deg som du er mye mer fornøyd med!

Du skal si farvel for alltid til den livsstilen som er årsaken til at du har blitt for tung - og være lykkelig over at du har tatt revene i seilene før det har blitt alvorlige problemer.

Nå kan du være så stolt over at du skaper et bedre liv, et bedre utseende, bedre helse, bedre selvbilde - og adskillig mer overskudd og livsglede

Varig livsstilsendring er nøkkelen

Nå krysser jeg fingrene for at du har fått gode resultater i løpet av disse ukene. Jeg håper du er så fornøyd at du supermotivert til innsats i siste etappe mot målstreken.

Det gjelder å få resultater så det holder!

Tenk på alternativet! Det er når du står der med jeansen så trang som et korsett - og valkene buler - da angrer du som en bikkje på at du ikke tok deg selv på alvor.

Men, for all del, jeg skal ikke moralisere. Det er ikke for sent!

Bare kast deg på den slanke, sunne bølgen og følg opplegget.

Du som allerede føler deg slankere, fastere, sprekere og klar til avduking er det bare å gratulere!!

Stå på videre, og du får en kropp du er fornøyd med! Det vil påvirke både deg og hele livet ditt positivt.

I denne siste delen av boken har jeg med en god del som dreier seg om mer "oppussing" av utseendet også. Litt hud, litt make- up, manikyr, pedikyr - og hjemme-spa som er ren nytelse.

Gjør det beste ut av deg selv, av garderoben din, av hus og hjem - så alt blir fornyet og fikset opp i samme slengen. Da snakker vi virkelig Bli Ny!!

Gjett om det føles herlig ut når alt er på sitt beste. Da kan du blunke til speilet og si: Jenta mi, du klarte det!!

Jeg håper du finner masse nyttig stoff for både kropp, sjel og sinn. Kort sagt for hele deg!!

Kapitel

14

UTHOLDENHET LØNNER SEG

Begynner du å føle deg som kusina til Kalle Kanin? Har det blitt litt vel mye grovt og grønt, og litt for lite av det som ga deg vektproblemer? Begynner du med andre ord å bli sugen på ditt vanlige kosthold?

Fristende, søte drømmer

Eller er du bestemt på å fortsette, men tenker at bare litt sjokolade ville være skjønt.

Drømmer du om hvordan den smelter så søtt på tungen at det nærmest gir deg ilinger av lyst både her og der.

Prøver du å overbevise deg selv om at bitte litte grann ostepops og chips slett ikke er så farlig – og at noen ekstra glass vin og peanøtter ikke merkes på vekten (eller at da faster du i morgen) – og så videre i den duren?

Stopp. Stopp NÅ kjære venninne!

Jeg kjenner alle unnskyldningene, alle utfordringene, alle fristelsene..

Og for å kutte gjennom drittpratet: Nå må du velge mellom kortsiktig tilfredsstillelse gjennom munnen – eller langsiktig tilfredsstillelse gjennom en bedre kropp.

Tenk å bli kvitt bollemage, love handles og slaskete fettreserver.

Tenk hvor mye bedre det er å få en kropp du er fornøyd med, enn å fore fettet gjennom noen lusne sekunder oral tilfredsstillelse...

Vær smart så blir du slank

Så slutt å lure deg selv. Skjerp deg! Ikke ødelegg for deg selv og fall tilbake til gamle vaner nå som du er så godt i gang. Sprekker du og gir opp nå så er det som å tisse i buksa. Godt og varmt et lite øyeblikk – og vått, kaldt og ekkelt en lang, lang stund. Ikke fall i fellen

La ikke din indre slankesabotør spenne ben for din gode forsetter. Han elsker å svømme i fett, ditt fett – og prøver alle triks for å friste deg til feile – denne gangen også. Han er så vant til å vinne at han er rimelig overlegen. Nå gjelder det å vise ham at hovmod står for fall, og sulte den lille drittsekken ut... Farvel for alltid!

Fra spøk til alvor. Her er noen enkle fakta som viser at fellene er farlige...

Kan du gå kaloriene av deg?

Nøtter er sunt, men tenk på at 6 nøtter – altså litt i flate hånden –kan inneholde opptil 90 kalorier. For å forbrenne 90 kalorier med mosjon, kan du for eksempel gå deg en tur.

Men er du klar over at du må gå rimelig langt for å kvitte deg med de få små nøttene? Hele et tusen fem hundre meter... Synes du noen lusne nøtter er verdt halvannen kilometers gange?

Tursjokoladen...

Eller hva med sjokoladen du hadde tenkt å snike i deg? 340 kalorier. Ut på tur igjen. Denne gangen må du gå 4 kilometer i godt tempo for å unngå at den lagrer seg på kroppen.

Propper du i deg en pose ostepops – så hei, hei, du blir fotturist på heltid....

Tær på fettreservene

Selvsagt er turgåing og mosjon supert for kondisjon og kropp, særlig hvis du i denne perioden bevisst går inn for å bli slankere og sunnere hurtigst mulig!

Dropper du nøtter, sjokolade og pops, så vil du raskt merke at mosjonen gir synlige resultater – for da tærer kroppen på fettet, vekten minsker og humøret stiger!

Fakta om forbrenning

Sitter du dørg stille i sofaen, forbrenner du omtrent det du veier pr. time. Veier du 60 kg, så brukes det 60 kcal i energi for å holde liv i deg. Veier du 100 kg, ja da trenger kroppen 100 kcal for å funke.

Mange tenker ikke over at de trenger mindre mat fordi de forbrenner mindre når blir lettere i vekt. Det er også en av grunnene til jo-jo slanking.

Mosjon

Vil du forbrenne 500 kcal? Da må du ut på tur og gå i neste 2 timer. Alternativt kan du jogge så du svetter i en times tid. Hva du svir av helt nøyaktig, vil selvsagt bero på tempo, størrelse og til en viss grad kroppssammensetningen din.

Mat

Før du dytter i deg noe ekstra så tenk!! Det er uhyggelig enkelt å få i seg 500 kalorier ekstra av rett og slett ubetenksomhet og gammel vane.

Er du forberedt på en times joggetur for å kvitte deg med den varme pølsa, hamburgeren, brusen, wienerbrødet eller sjokoladen og smågodtet? Nei. Jeg trodde heller ikke at du var så enkel... Klask deg selv på hånden, og trekk den vekk fra disken.

Motivasjon

Husk å legge igjen penger og kort hjemme når du er ute på tur. Er du ute for å handle, så beregner du hvor mye det skal koste før du går – og tar bare med deg det nødvendige i kontanter. Da har du ikke penger hverken til impulskjøp eller til å sprekke....

Viljestyrke som en seigkvinne?

Hver gang man sprekker - skeier ut – eller ikke klarer å være så perfekt som man ønsker – så får selvtilliten et hakk i fernissen. Som en hobbyslankende og overvektig venninne utbrøt etter ørtende sprekk: -Jeg har ryggrad som en seigmann...

Det var trøstespising på høyt plan fordi hun var rimelig ulykkelig over en tung og klønete kropp som hun skammet seg over.

Hun, den flotte pene jenta, våget ikke engang å ha sex fordi hun ikke vil ta av seg kamuflasjeklærne...

Det bisarre var at hun var så sugen på konstant kos og kjærlighet at hun erstattet fysisk kjærlighet med trøstespising. Hun dyttet i seg wienerbrød og sjokolade, oste pops, chips og godteri i lange baner.

Hun ble dessverre et levende bevis på ordtaket: Tilslutt er det bare maten igjen...

La ikke det bli deg...

Historien var ikke for å skremme deg til sult og pine, men heller for å inspirere deg til å bli en livsnyter som nyter annet enn bare mat og passiv, nedbrytende kos. Det er for å understreke at det er så mye fantastisk å ta for seg av her i livet som ikke inneholder kalorier...

Skrem deg selv – velkommen til virkeligheten

Vil du miste matlysten og bli ekstra, ekstra flink denne siste uken?

Da har jeg et godt råd som i alle fall funker både på meg og mange av de jeg kjenner....

Det er et besøk i alle kvinners redselskabinett: Prøverommet.

Ta deg en tur til HM, Sara, Cubus – eller hvilken som helst klesbutikk.

Kos deg og finn frem noen snertne plagg i det du tror er din størrelse – og kom deg inn i prøverommet.

Av med klærne, og se deg selv i all din halvnakne prakt...

Å hellige ku..

Faktum er at når du står der barbent i bare truse og BH i prøverom med speil på alle vegger, med down lights og flombelysning som viser hver skrukk og hvert smilehull på rumpe og lår, da ser de fleste av oss sannheten i hvitøyet.

Au da, Miss Piggy har en klar konkurrent...

Så prøver du klærne som du trodde ville passe deg. Sitter de som skrukkete pølseskinn – med glidelåser som spriker? Oj, oj – dette er sjokkbehandling så vi trapper opp innsatsen for kroppen vår...

Og da er ikke trøstespising den rette medisin. Det er å gjøre den innsatsen som må til for at man føler seg bedre i klesbutikkenes torturkamre...

Spark i rumpa må til

Jeg tar bevisst denne selvplagingen med jevne mellomrom når jeg trenger et tupp i rumpa for å stå på med ekstra trening og redusere mage og midjemål som er problemet med alderen.

Hva skjer?

Jo, jeg sparer penger fordi ingenting sitter pent - og jeg mister rett og slett matlysten. Det tredelte speilet i prøverommet viser alle vinkler, sig og tyt! Og beskjeden fra speilbildet er ganske så klar : Tren for livet så du blir fastere i fisken!!

Gjør jeg det? Ja da, ja da - det er motivasjon på sitt beste (verste??). Det funker i alle fall!

Et skritt av gangen mot selvrespekt

Viljestyrken bygges gradvis opp igjen for hver liten hindring du overvinner i mat- og mosjonsveien. Husk å heie på deg selv

- og hoppe og ned av glede fordi du gjør så flott innsats for deg selv!! Forhåpentligvis er du nå på god vei til å ta din egen kropp, helse og utseende bevisst tilbake.

Du føler deg som en vinner – og det er bare herlig!!

Pass på blodsukkernivået

Vet du kanskje at det bestemte tider av døgnet hvor viljestyrken svikter og du blir svak? Finn ut tidspunktene! Det kan være så enkelt at blodsukkernivået er for lavt, og at du bør passe på å spise litt ekstra på forhånd. Et eple, en gulrot, noen nøtter, rosiner eller litt juice kan være nok...

Det kan også hjelpe å drikke vann, for hvis du er dehydrert så sender ofte kroppen signaler som du tolker som sult – ikke tørst.

Men, følger du dietten rimelig nøye, og legger litt omtanke og kjærlighet både i matlagning og servering, skal du få i deg tilstrekkelig til å unngå det store suget.

Spis sakte – nyt maten

Sitt – og spis sakte. Spis med stil, spis som en sunn og slank person. Ikke hiv maten nedpå som en glupsk og grådig dundre. Legg merke til at forbausende mange overvektige er maratonspisere. De kjører i seg maten som om den skulle gå av moten – som om de er redde for at noen skal ta den fra dem. Det er litt patetisk...

Det går så lynfort at hjernen ikke rekker å registrere at magen er full – at du er mett. Det tar ca. 20 minutter! Derfor er det viktig å bruke tid.

13 tips for et slankere, sunnere liv

1. Ta deg god tid til måltidene - ingen tar maten fra deg....

2. Ha en leveregel som sier: Jeg sitter alltid når jeg spiser!

3. Jeg spiser eller drikker aldri stående eller gående....

4. Nei til hurtigmat som du dytter i deg mens du farter rundt

5. Farvel til iskrem og burgere og pølser med lompe også

6. Venn deg gradvis til å spise som en slank person som ikke er overveldende opptatt av mat.

7. Tygg maten, nyt smaken – og føl hva du du spiser – og at du spiser.

8. Legg bestikket ned mellom bitene for å senke tempoet.

9. Spis så sakte som mulig.

10. Drikk vann innimellom.

11. Gi kroppen tid til å gi beskjed til hjernen, og si: Takk for maten, jeg er mett.

12. Forsyn deg aldri for annen gang før du har tatt en god, lang pause. Sannsynligvis finner du ut at du egentlig ikke trenger mer mat likevel...

13. Sult og savn Har du, til tross for nok mat, fremdeles sultfølelse? Savner du den vante kosen? Reflekter! Er det sult etter mat – eller sult etter noe ganske annet?

Hva savner du i livet ditt?

Den psykiske sulten er verre å overkomme, og da må du nok tenke gjennom hvilke andre ting du savner i livet ditt – hva du virkelig ønsker deg som mat ikke kan løse.

Vanligvis er det kjærlighet, omsorg, nærhet, anerkjennelse som en føler det er manko på (reelt eller ikke....)

Det kan også være at du føler at du aldri får utfolde seg deg skikkelig - og du trenger å tillate din indre kvinne å slippe seg løs.

Ta deg selv i nakken - få et bedre liv

Uansett, du kan Ikke sture og bare godta at du ikke har det bra. Gjør noe med det.

Prøv å finne ut noe du har skikkelig lyst på å gjøre – oppleve – eller endre på i din nåværende livssituasjon.

Kanskje små forandringer og forbedringer kan gjøre deg mye mer fornøyd, så du slipper å havne i trøstespisernes rekker.

Avled deg selv

Når fysisk eller psykisk sult tar overhånd, gjelder det å sette grenser for seg selv. Sette ned foten – og finne på noe annet. Akkurat som med småbarn, gjelder det å finne avledningsmanøver.

Vær snill mot lille deg

Finn hva du kan avlede ditt indre, lille barn med. Er det en god bok, er det å besøke en venninne – gå deg en tur, ta en runde med vindusshopping – planlegge oppussing og fornyelser hjemme – eller hva...

Ikke trøstespis

Finn ut hva du liker å gjøre så du kommer deg ut - og holder deg unna matskap og kjøleskap. Det er passiv og nedbrytende trøst. Gjør noe aktivt, delta i livet – der det er gøy å være med.

Ta tiden din tilbake

Synes du slankingen tar for mye tid og tanker. Har du ikke tid til treningen og turene? Virker det som om alt er for mye bryderi? Da må du tenke over hvordan du disponerer tiden din. Hei frøken...Vi har alle tid til det vi virkelig vil!!

Ikke bruk tidsklemma som unnskyldning, det er bare snakk om prioritering. Du må velge å sette en slankere, sunnere livsstil på listen over det du MÅ gjøre til daglig.

Det er jo faktisk en god del ting: Du må lage mat og spise uansett hvor travelt du har det. Du må bevege deg så du ikke stivner. Du må dusje og stelle deg og pusse tenner hver dag. Du må masse...

Kutt ut tidstyvene

Mye av livet brukes til saker og ting som vi ikke MÅ. Vi bare velger å gjøre det, fordi vi er vant til det, og fordi vi rett og slett er nysgjerrige og livredde for å gå glipp av noe. Du skjønner sikkert at jeg snakker om elektronisk avhengighet...

Hvor avhengig er du? Hvor mye av livet ditt bruker du på telefonen, på å sjekke Facebook, snapchat og andre sosiale media. Hvor mange timer sklir gjennom fingrene dine mens du sitter og ser på dårligeTV programmer?

Spar inn timevis til noe mer konstruktivt

Vil du ha mer tid så må du faktisk på avvenningskur. Det betyr : Legg vekk telefonen (flymodus er bra...) og gjem fjernkontrollen. Så setter du i gang og får unna treningsprogrammet ditt. Jeg lover deg at humøret og energien stiger i takt med temperaturen din.

Gjør det hyggelig rundt deg

Velg å ha det hyggelig når du rydder og vasker, når du lager mat og gjør må-ting. Sett på god musikk og bruk litt tid til å kose deg med matlagningen, dekk hyggelig på bord eller brett – og bor du sammen med noen, så bruk tid på hverandre – ikke bare på å glo på andres liv. Du må delta i livet – ikke bare late som...

Leve i det ekte, levende livet. Du eksisterer her og nå, og du er reality stjernen i "Mitt Vidunderlige Liv". Lag det til en virkelig god serie, til en flott film. Du er jo både forfatter og regissør - og du har hovedrollen.

Med andre ord: Du bestemmer! La Ditt Liv bli en virkelig feel good film!!

Se opplagt og delikat ut

Ærlig talt, jeg blir oppgitt når jeg ser medsøstre som ser ut som om de ikke har speil - ikke gidder noe - og ser ut som noe katta fant...

Selv om du har en dårlig dag, så bruk noen minutter på å børste gjennom håret. Ta på litt blusher og lipgloss så du ser opplagt og frisk ut. Ikke sleng på deg nitriste, utvaskede klær. De hører hjemme i søppelkassa!!

Ta på noe du kler, gjerne et sporty, komfortabelt antrekk. T skjorte og bukse i farger du kler, i størrelse som passer, er alltid ok. Gjerne superenkelt, bare det er rent og strøkent! Ikke en skrukkhaug rett fra tørketrommelen takk, det ser bare sjuskete ut...

Øk forbrenningen døgnet rundt

Når skjermen er svart, og fjernkontrollen lagt vekk – og du er ferdig med en hyggelig middag – så kanskje du skulle ta deg en rask kveldstur.

Spesielt hvis du har lav forbrenning og lavt energinivå, kan en halvtime hvor du går skikkelig fort – gjøre susen.

Filosofer under stjernene, tenk på at du er en del av vårt vidunderlige og grenseløse univers. Unn deg å bli litt andektig over det fantastiske skaperverket som du pulserer sammen med.

Unn deg å fortelle deg selv alt du er takknemlig for, og kjenn hvordan du bokstavelig talt kommer i takt med deg selv.

Du har innmari godt av en tur for både kropp og sjel! Rent fysisk har kveldsturen mange fordeler.

Går du til du er varm og svett, vil dette virke positivt på hvileforbrenningen. Faktisk vil en halvtimes innsats kunne gi 12 timers økning – noe som gir virkelig utslag både på vekt, kondisjon og overskudd. Turen vil også bidra til at du sover bedre fordi du blir kvitt indre uro.

Her har du en liten indikasjon på hva du forbrenner

Tabellene viser omtrent hvor mange kalorier kroppen din trenger for å holde seg i live, dvs. til pust, blodomløp, stoffskifteprosesser og alle indre funksjoner som du ikke tenker over.

Tallene kan variere fra person til person, men dette gir deg i hvert fall en viss peiling.

I tillegg kommer selvsagt det du trenger til fysisk arbeid og aktivitet. Det er skremmende lite hvis du sitter på jobben, sitter i bilen, sitter i sofaen....

Si at du er en dame på ca. 60 kilo. Med middels høyt hvilestoffskifte. Du trenger ca. 1300 kcal daglig – i form av mat med høyt innhold av alle viktige næringsstoffer. 60 gram protein: 240 kcal. 180 g. komplekse karbohydrater: 740 kcal. 10 g. fett: 90 kcal. Da er det ikke mye igjen til ekstra utskeielser... Litt melk, en osteskive – et eple, en appelsin....

Stresser damen, og har ekstra behov for vannløselige vitaminer har hun et problem med å dekke det gjennom maten. Blir hun smittet av et virus, har hun neppe nok reservelager til å holde seg frisk.

Derfor: Husk daglig dose av et komplett vitamin-mineral tilskudd. Øk dosen hvis du er under er mye stress eller det er mye smittsomt rundt. deg..

Kapitel

15

BLI MER GLAD I KROPPEN DIN

Tenk – nå er det bare en uke igjen av selve kurset, Det gjelder å gjøre en kjempeinnsats hver eneste dag. Ikke sluntre unna eller lure deg selv et øyeblikk. Oppskriftene og kunnskapene har du. Stakkarslige syv dager klarer du.

Du skal i alle fall bli en størrelse mindre enn da du startet - hvis du har stått på.

Hvor mange kilo har du klart?

Jeg regner med at du er rundt fem kilo lettere, det er snitt på denne kuren for de som ikke er så altfor tunge i utgangspunktet. De virkelig store går gjerne mye mer ned..

Ønsker du kanskje å gå ned enda litt mer? Da repeterer du bare hele kuren. Etter hvert kommer det også vedlikeholdsprogram som du skal få vite mer om med en gang det er klart til lansering.

Din nye livsstil er for livet

Kanskje du også har lært såpass mye at du bare kommer til å fortsette livsstilen din etter de samme retningslinjene?

Med den daglige treningen – med omtrent de samme menyene, og med egenpleie av hud og kropp?

Så flott!!

Da er du virkelig på god vei til den sunne, slanke livsstilen som gjør at du få en flott kropp som fungerer – både nå i fremtiden.

Du er verdt en innsats for deg selv

Det var nettopp hensikten min og målet med å skrive denne boken! Jeg ønsket at det skulle være så effektiv og samtidig såpass enkelt at du ikke skulle ha problemer med å følge det!

Fantastisk. Det betyr at du er glad nok i deg selv til å gjøre en innsats for å ta vare på deg. Du er verdt det!! Det er jo liten vits i å gå tilbake til den gamle livsstilen som ga deg vektproblemer. Nå har du fått en ny og bedre!!

Jeg er bare så glad på dine vegne, og jeg håper du deler erfaringene dine og anbefaler kurset til andre som trenger det.

Elsk kroppen din med hjernen

Kropp og hjerne – sjel og sinn – hører nøye sammen. Dessverre er det mange som skiller for mye mellom det fysiske og det psykiske, og faktisk tar avstand til kroppen sin. De er misfornøyde med den, de klager på den – men de ignorerer dens behov og bønner om hjelp.

Det er alt for mange som ignorerer dens signaler til de grader at sykdommer og plager får utvikle seg.

Når symptomene på feil behandling og feil bruk begynner å vise seg, dempes symptomene med medikamenter. Det er som å be noen om å holde kjeft når de roper om hjelp når det begynner å brenne i et hus...

Hvorfor snakker jeg om dette i en bok hvor en flottere, slankere kropp henger og vifter på målstreken?

Har jeg ikke noe bedre å komme med, noe som får fettet til å smelte og figuren til å minke?

Troll i ord – også de lydløse...

Nei, jeg har faktisk ikke noe bedre å komme med. Det er vesentlig at du lærer å lytte til kroppen din. Og at du bevisst går inn for å elske både deg selv og kroppen din. Hvis ikke vil du aldri få det resultatet du ønsker deg.

Hvorfor? Fordi du lar underbevisstheten din signalisere at du ikke er verdt det!!

Du fortjener det ikke, sier underbevisstheten din! Du fortjener heller å straffes med fett, valker og et speilbilde du grøsser av – for det er det du sender som sannhets signaler til din hjerne – til den ulogiske underbevisstheten som bare aksepterer det du som eier forer den med. Du forteller underbevisstheten din hvordan du er, den følger lydig opp...

Alt styres av tankene dine

Hjernen, hormoner, indre funksjoner – hele biokjemien din – styres av det du tenker. Så her er det kanskje nødvendig med litt hjernevask og oppgradering av selvbildet dit.

Alle har vi godt av en detox av hjernen en gang i blant, og kvitte oss med det gamle så det blir plass til det nye.

Tenk deg slankere, sunnere og lykkeligere....

Så bær over med meg – og les videre. Forhåpentligvis vil du ha nytte av det, både for kropp og psyke.

1.Du er en flott kvinne – uansett hva andre har sagt til deg.

2.Du fortjener det beste

3.Du er villig til å stå på så du blir den beste versjonen av deg selv.

Din unike kropp er din livsledsager

Kroppen din er den eneste du har! Du fikk den i fødselsdagsgave – og du får ikke noen ny utlevert i dette livet. Du kan riktignok få flere og flere reservedeler, men egentlig er den skapt for å være livet ut.

Regelmessig bruk og vedlikehold gjør susen for lang varighet.

Siden du, skal vi si "sjela di", ditt indre jeg og hjernen og kroppen din er en treenighet som holder sammen til bokstavelig talt "døden skiller dere ad", er det viktig at dere er et team som samarbeider, ikke motarbeider, hverandre.

Spill på laget ditt

Først og fremst må dere like, respektere og elske hverandre. Dere må bokstavelig talt "spille hverandre bedre", som de sier i fotball og lagspill.

Du må elske kroppen din, være venner med den – og takknemlig for den – fordi den frakter sjela og hjernen din gjennom livet.

Du må rose og sette pris på den, du må verdsette den og behandle den som det viktigste du har på denne jord. Hvis den svikter, så får livet begrensninger som du knapt aner rekkevidden av.

Selvoppfyllende profetier

Hvis du hater og er flau over den, kanskje synes den er både ekkel og ulekker i naken tilstand – så sender du helt feil signaler til den. Det blir selvoppfyllende profetier, hvor fysiske reaksjoner skjer som følge av signalene fra hjernen – både fra den bevisste og ubevisste delen.

Tankene dine påvirker hormonene, kroppens budbringere, og tankens kraft er enorm! Du bør lære deg mest mulig om hvordan du styrer dem.

Du blir som du tenker

Sender du hele tiden signalene fet, stygg, treg, gammel, utrenet, rynkete, trist, uopplagt osv. så vil det prege ditt fysiske jeg.

Sender du derimot signalene slank, pen, opplagt, ungdommelig, god form, fast hud, glad og opplagt, ja da skjer det noe magisk.

I en gradvis prosess vil tankene manifestere seg i virkeligheten, hvis du da ikke stritter imot og lenker deg til sofakrok mens du stapper i deg Kos med Kims...

Biologisk feedback

Det er intrikate biologiske feedback systemer som involveres. De påvirkes av både tanker, ord og gjerning – av lyd, duft, lys og en rekke andre ytre stimuli. De har sannsynligvis langt større effekt på cellene dine enn vi aner. Samspillet mellom kropp og hjerne er et forskningsområde som vi bare har sett begynnelsen på.

Vannkrystaller endres av ytre stimuli

Innen dette temaet er det et felt som er utrolig fascinerende! Den japanske dr. Masaru Emoto er en av verdens ledende forskere på området. Hans omfattende forskning viser hvordan de nevnte stimuli påvirker vann og vannkrystaller.

Negative stimuli skaper ujevne, uklare og ødelagte krystaller - mens positive stimuli skaper de vakreste krystallformer du kan tenke deg.

Dette gir virkelig grunn til ettertanke, fordi vi mennesker består av en stor del vann - og det er sannsynlig og egentlig ganske logisk å anta at dette vannet også påvirkes av ytre stimuli.

For virkelig å forstå hva jeg snakker om, bør du gå inn på inn på nettet og søk på navnet hans, så finner du fotos, informasjon og filmer som kommer til å gjøre deg helt målløs.

Du vil se hvordan vann faktisk har bevissthet – og hvordan krystallene i vannet endrer seg radikalt etter påvirkning av ord, musikk, følelser og andre ytre påvirkninger. hva som sies til vannet, hvilken musikk som spilles osv.

Du burde ta en titt for det er helt fantastisk å se hvordan krystallene i vanndråpene forandrer seg fra de vakreste, lysende stjerner i glitrende hvitt når de påvirkes av ros, kjærlige meldinger, vakker musikk og varme tanker - til ødelagte, brunaktige rester av krystaller som har blitt påvirket av meldinger som – jeg hater deg, du er stygg, du er ikke noe – osv... Utsettes de i tillegg for heavy metal og hard rock musikk så er resultatet helt nedbrytende.

Dette kan forresten være en forklaring på hvorfor f.eks. kuer melker bedre og mer når de utsettes for vakker, beroligende musikk?

Vann er livet – og vi består av mest vann

Et nyfødt barn har hele 75% vann i seg, et voksent menneske 60% – mens et gammelt menneske bare har 50%.

Jo mer muskler du har, jo høyere er vanninnholdet. Hjerne, lunger, hjerte, lever og nyrer har høyt vanninnhold, mellom 65 og 85%, men skjelettet kun har 31%. En 70 kg person inneholder ca. 42 liter vann.

28 l intracellulær væske:

3 liter er blodplasma

1 liter er transcellulær væske

10 liter diverse indre væske, inkludert lymfe, vannet som omslutter cellene.

Alt liv startet i havet.

Der var menneskehetens spede begynnelse. I dag starter fremdeles alle mennesker i vann, og vi svømmer i fostervann til vi ser dagens lys. Og krystallene i vårt indre vann forandrer seg i takt med hvilke signaler de får.

Du behøver ikke være rakettforsker for å forstå at vi kan polere og forbedre krystallene i vårt indre vann med riktige signaler.

Hei på deg selv

Husk derfor at det vi sier til oss selv har samme betydning som det andre sier til oss. Du kan altså velge ved å styre tankene dine og snakke til deg selv på en positiv og kjærlig måte. Det kan gjøre enorm forskjell på din livskvalitet, helse og utseende.

Du kan også bruke musikk bevisst til å komme i bedre harmoni med deg selv.

Den Japanske forskningen har blant annet vist at at Mozart og John Lennon fra Beatles har spesielt positiv innvirkning på krystallene i vann. Du har sannsynligvis musikk som gjør at du føler deg vel, så bruk den bevisst....

Elsk din neste som deg selv

Der et av de ti budene som rommer tonnevis av livsvisdom. Du behøver ikke å være spesielt religiøs for å tro på det.

Budet er reinspikka psykologi spør du meg!! Langt flere burde få det inn med morsmelken. Det sier egentlig at du kan ikke elske andre hvis du ikke elsker deg selv. Derfor, om du ikke gjør det, så start nå!!

Du er unik, du er verdifull - og du er verdt å elske!!!!!

Skap ditt eget gode liv

Dette har alt å gjøre med din fysiske og psykiske helse, tempoet på din aldringsprosess – og din fremtid. Du skaper alt dette med dine tanker og din innstilling, så vær så snill kjære medsøster – bli rausere og ros og verdsett kroppen din, Den fortjener det!!!

Positive bekreftelser er budskap til ditt indre

Start med affirmasjoner, Det er positive bekreftelser som gradvis kan endre tankesettet ditt i en bedre retning! Det er vært nyttig personlig hjernevask hvor du gradvis får vekk alle dritten som er lagret der.

Rens ut all kritikken fra deg selv og andre. Kvitt deg med følelsen av mislykkethet, at du ikke er god nok, pen nok, flink nok. Det er bare feil mønstre i tankegangen din - det er ikke realiteter - det er bare vranglære fra andre og deg selv.

Løft deg opp og smil til verden

Hvis det er noen trøst, så har vel de fleste av oss dårlige dager hvor vi synes vi er passe håpløse, lite tiltrekkende, mislykkede og ikke verdt en sur sild... Alle har vi nedturer, og forskjellen på vinnere og tapere - er at vinnerne klarer å ta seg selv i nakken og dra seg opp av gørra igjen.

De har nemlig innstillingen "Bak skyene er himmelen alltid blå". De tenker også "Det kunne vært verre - jeg er egentlig heldig" istedenfor å synke ned i selvmedlidenhet og passivitet.

De forteller seg selv at de er ok, at de klarer brasene, at de egentlig har masse å være takknemlige og glade for, at ting alltid ordner seg...

Dette er en mental innstilling som faktisk gir positive bekreftelser og skaper bedre helse og bedre livskvalitet.

Du får jobbe med saken, og fortelle deg selv at du er sunn, slank, fornøyd med deg selv, og virkelig verdt å være glad i!!!

Vær takknemlig

Så lenge vi funker må vi bare være hjertens glade, og bruke det vi har. Vi må like oss selv – kroppen og utseendet inkludert. Vi må faktisk elske hver eneste liten bit av oss, inkludert hver valk og hver rynke.

Vi må elske oss såpass at vi er villige til å gjøre en innsats for å ta best mulig vare på det vi har.

Det betyr blant annet at vi ikke kan overbelaste kroppen med for mye fett, fordi det er svært skadelig. Så klapp valkene og si farvel til dem på en bokstavelig talt kjærlig måte....

De er en del av deg enn så lenge.

Du har løsningen, du har dietten, du har rådene, du har treningen, og du forteller deg selv at du klarer å gjøre den innsatsen du trenger for å bli den beste versjonen av deg selv.

Du kan klare det selv det kanskje tar noen forsøk - selv om du sprekker inni mellom. Det går bedre for hver gang, og til slutt klarer du det.

Det perfekte gir ikke lykke

Trøst deg med at du behøver ikke å strebe etter perfeksjon. For hvem har sagt at vi skal være perfekte? Ukebladene. Reklamemakerne. Drømmemakerne. Designerne.

Produktutviklerne. Bloggerne. Sosiale media... Hele den delen av bøtteballetten som er fokusert på ytre verdier...

Jeg skal love deg at alle disse som lager de perfekte idealene har sitt å slite med i avdelingen for selvsikkerhet. De er garantert livredde for å falle ut av sine perfekte roller. De er vettskremte for at andre som er yngre, penere, sprekere, slankere, flinkere skal vippe dem ut i "has been" glemselens dal.

Hva er det vi sier. Jo høyere du har klatret jo lengre er fallet til bakken.

Hvordan tror du det er å være superkjendis?

Antageligvis er det mye angst på gang. Tenk hvor mange det er som er avhengig av at utseendet er på topp. Hvor hvert år og hvert aldringstegn nærmest er en katastrofe som reduserer deres kommersielle verdi.

Tenk på hva de gjennomgår av ansiktsløftninger, fettsuging, alle typer operasjoner for å fikse på kroppsdeler. Til og med oppstramming av underliv for å få designer vagina...

Mange ender opp helt plastikk fantastisk med superglatt, kjemisk peelet hud, med overdosering av Botox så de nesten ikke kan smile - med alt for store kritthvite nye tenner og hovne verandalepper...

Pluss på løshår, løse vipper, kunstige negler og en direkte usunn livsstil hvor de alltid lever på spartansk diett og må trene som gale for ikke å forfalle...

Det må være helt grusomt å ha det på den måten. Det er nitrist å se hvor mange som har gått for langt i krampaktige forsøk på å være ung for alltid. Det ser stusslig ut...

Mange begynner på den leken når de er i tyveårene, og før de er førti ser de ut som gamle kvinner som har blitt fikset opp.

Litt småfiks og hjelp til restaurering er selvsagt helt greit - det er som å pusse opp litt i heimen når det ser for slitent ut.

Det jeg snakker om er alle de som overdriver og ødelegger sitt naturlige utseende. Restaurering er noe helt annet - det er å redusere slitasje så en blir litt "glattere i pelsen".

Herlig å være helt vanlig!!

Jenter, medsøstre, takk for at vi kan ta det rolig og slippe det marerittet. Vi kan titte i speilet og se på en ny rynke og litt ekstra slak uten å få hjerteinfarkt og miste våre inntektsmuligheter.

Vi kan se at tyngdekraften slår til – og at puppen og rompa siger i takt med årene. uten at vi stryker med av angst. For vi vet at vi kan leve med det – eller velge å gjøre noe med det hvis det plager oss.

Trivsel og selvrespekt

Jeg synes at vi normale får være inderlig glade for at vi slipper det råkjøret de vakre og berømte er utsatt for. Det er ikke så farlig om vi ramler av lasset av og til.

Vi vet at det ikke er så vanskelig å komme tilbake på plass – og komme oss litt videre igjen. Det gjelder å finne ut hvordan vi trives best.

Men, bli i alle fall bestevenn med kroppen din, og behandle den deretter. Vær skikkelig glad i både den og deg.

Kos, klapp, klem og masse ros i store, daglige doser – så er du, kropp og hjerne et superteam som har et langt og livlig liv foran dere.

Ros deg selv hver eneste dag

Du kan øke din livskvalitet betydelig ved å lire disse mantraene for deg selv.

Gjenta, gjenta! Det programmerer underbevisstheten din – og gradvis vil du se at vidunderlige ting skjer med både deg og livet ditt.

Jeg er takknemlig for den flotte kroppen min

Jeg elsker hver del av min kropp

Jeg blir bedre, sunnere og sprekere dag for dag

Jeg elsker min aktive livsstil

Tusen takk for at jeg har en kropp som fungerer

Jeg er en vidunderlig kvinne

Jeg har et vidunderlig liv

Jeg har en vidunderlig helse

Kapitel

16

LYNDIETTEN - MENY UKE 3

Denne uken er det mye som går igjen til frokost og lunch, men jeg har litt ulike forslag så du har noe å følge.

Dietten skal jo være en idé-bank for deg, som du kan ha som grunnlag for å lage dine egne sunne, slanke menyer.

Før frokost

1 glass vann med 1 – 2 ss ren sitronsaft (saften fra 1/2 presset sitron)

1 ts. kaldpresset olivenolje

Frokost hver dag

1 skive helseklibrød med sesamfrø eller grovt knekkebrød

1 egg, kokt eller som eggerøre

1/2 grapefrukt skåret i biter som fruktsalat, og noen friske bær

Vitamin-mineral tilskudd

Kaffe eller te

Formiddag

1 stor kopp hibiscus te. Søt gjerne med litt honning (eller Stevia)

1 reven gulrot med presset appelsinsaft

Slangeagurk skåret i staver (så mye du orker)

Matpakke/ lunchboks

1 skive grovbrød, 1 skive helseklibrød

Pålegg separat i matboksen:

Cottage cheese, mager gulost, 1 skive kokt skinke el.1 hardkokt egg

Tomat, slangeagurk, redikker

Kaffe eller te, gjerne med litt varm lettmelk

Vann med skiver av sitron, eple eller slangeagurk

Stilker av stangselleri å knaske på hvis du må ha litt ekstra

Du kan ha med deg forskjellige salater eller råkost denne uken også. Husk å ha dressing på separat flaske så det ikke blir klissete. Du kan ha litt kyllingbiter eller tunfisk i salaten for å få den mer mettende.

Du kan også lage 2 eggs omelett fylt med asparges eller sopp, og ha den som en deilig lunch.

LYNDIETTEN MIDDAGER UKE 3

Denne uken får du også middags forslag for hver dag. Men, du har også spillerom til å bruke din egen fantasi hvis det er noe du har lyst til å bytte ut. Stikkord: Kreativ matlagning.

Eksempel er denne enkle middagen med kylling, tomater, hvitløk, løk og persille. Du kan steke i pannen med litt olje, i stekeovnen - eller legge de på grillen hvis du skal ha flere til middag.

Lag masse deilig salat ved siden av, og server gjerne brød og smør til gjester - mens du holder deg unna karbohydratene og tar heller ekstra salat. Men: Husk at det MÅ være mager dressing, og minst mulig av den også! Derfor: Server alltid dressing ved siden av, ikke drukne grønnsakene...

Mandag

Egg & Sopp Form

1 stor kopp champignon eller annen sopp du liker

1/2 kopp hakket rød paprika

1/2 kopp finhakket løk

1 fedd hvitløk i syltynne skiver

Omelettrøre av 2 store egg, 3 ss vann, salt og pepper.

Ha litt olivenolje i stekepannen, og fres soppen, paprikaen og løk i noen minutter under omrøring. Fordel alt i en ildfast form. dekk med skiver av sopp. Salte og pepre.

Legg på de tynne hvitløkskivene. La alt stå og kjøle seg ned litt mens du visper eggene godt sammen med vann og krydder. Hell omelettrøren over grønnsakene.

Sett formen i ovnen og stek på 200 grader i ca. 10 minutter – til omeletten har stivnet men ikke blitt hard. En enkel grønn bladsalat med ekstra rød paprika og vinaigrette passer godt til.

Spiser du sammen med noen som ikke slanker seg, så lager du dobbelt porsjon og serverer varm pariserloff eller grovt rundstykke ved siden av.

Tirsdag

Flyndrefilet med Asparges

1 flyndrefilet (eller annen hvit fiskefilet)

6 asparges, hvite eller grønne (helst ferske)

Salt og pepper

1 liten kopp ferdigkokt langkornet ris

1 liten boks hermetisk asparges i biter

1 ss maizena utrørt i litt av saften fra aspargesboksen

Litt melk til å spe og tykne sausen

Salte og pepre fisken etter smak, og la den trekke i lettsaltet vann i en stekepanne med høye kanter. Hvis du har en litt kjedelig hvit fisk kan du ha halvparten av aspargesvannet i pannen sammen med vanlig vann. Lag sausen: Kok opp den andre halvparten av aspargesvannet i separat kjele.

Trekk kjelen litt vekk fra platen, og hell i maismelet utrørt i kaldt vann. Det skal tykne godt før du tynner til riktig konsistens med litt melk og smaker til med salt og pepper. Legg den kokte risen sammen med fisken, og legg på aspargesen. Hell sausen over fisk, ris og asparges. Du kan også ha den kokte risen i en kaffekopp og forme den til en timbal hvis du vil ha det litt ekstra lekkert....

NB. Du kan lage denne retten i ildfast form og putte den i stekeovnen. Hvis du ikke får tak i flyndrefilet, så kan du bruke filet fra hvilken som helst hvit fisk.

Onsdag

Aubergine i form

1 stor aubergine i skiver

1 squash i skiver

Salt, pepper

2 fedd hvitløk finhakket

1/2 løk i tynne skiver

1/2 kopp mager feta ost eller annen hvit ost

Ruccola eller endive salat

Legg skiver av aubergine og squash annenhver gang på hverandre så du dekker bunnen av en ildfast form. Salte og pepre. Fordel den finhakkede hvitløken – og legg de tynne løkringene over.

Drypp på litt god olivenolje. Stek til auberginen er myk, ca. 20 – 25 minutter på 220 grader. Legg på ostebitene – og strø på et lag hakket ruccola eller endive før servering.

Torsdag

Lammekoteletter med tomater, erter

2 lammekoteletter

1 kopp grønne er ter

1 kopp rosenkål

1 stor tomat

Krydre lammekotelettene med salt, pepper og hvitløk. Kok opp rosenkålen i lettsaltet vann til den er mør, og ha i ertene. La grønnsakene bli gjennomvarme (men ikke myke) mens du steker kotelettene. Ha litt smør i brennvarm stekepanne, og stek kotelettene godt brune på hver side. De skal ikke gjennomstekes, men være rosa inni!!

Skyv kotelettene ut til siden av pannen og stek tomaten. Den skal deles i to og være godt krydret. Anrett på tallerken.

Tips: Du kan ha litt melk i pannen og koke den ut, og jevne med maizena utrørt i kaldt vann – da får du en deilig kremaktig saus.

Ekstra: Du kan gjerne steke opp 1/2 kopp sopp med finhakket løk som smakfullt tilbehør.

Alternativ

Hvis du ikke får tak i lam, så kan du bruke en nakkekotelett som du deler i to. Fjern ben, synlig fett og fettrand. Så krydrer og flatbanker du den og steker den til den er gyldenbrun.

Fredag

Hvitløks Blåskjell

1/2 kg blåskjell – gryteklare i nett

Litt olivenolje

1 fedd finhakket hvitløk

1/2 finhakket gul løk

3 ss finhakket persille

Litt finhakket chili

6 cherry tomater eller 1 stor vanlig tomat

Økologisk sitron

1/2 dl. hvitvin

1/2 dl, melk

Rens og hakk hvitløken. Del de små tomatene i to, eller den store i biter. Skyll skjellene, og kast eventuelle åpne. Ha litt olje i stekepanne med høye kanter og fres hvitløk, persille, chili og hakket løk. Tilsett hvitvin – og la alt småkoke i noen minutter. Så har du i blåskjell, sitron, tomater og lar det småkoke til alle skjellene har åpnet seg. Tilsett melk, revet sitronskall og server. Du kan også ha på fersk dill...

Tips: Blåskjell er en perfekt og rimelig rett for et uformelt selskap eller en kosekveld inne - ikke bare om sommeren, men året rundt. Med iskald tørr hvitvin som godt følge. Ha isbiter i hvitvinen så varer den lenge. Du kan også spe med vann med kullsyre når du teller kalorier.

Lørdag

Kyllingwok

1/2 kyllingbryst skåret i strimler

1 kopp sopp (gjerne østerssopp)

1god porsjon grønnkål eller broccoli

1/4 gul løk i båter og noen strimler rød paprika

1 kopp kokt ris – gjerne brun

Salt, pepper

Soyasaus, litt honning

Kutt opp alle ingrediensene og kok risen i lettsaltet vann.

Varm litt olje i wok panne (alternativt panne med høye kanter) – eller jerngryte. Fres de harde grønnsakene så de blir litt myke, men al dente (du skal kjenne at du tygger). Litt salt og pepper over...

Ta grønnsakene til sidene av pannen og fres soppen som er saltet, pepret og skåret i skiver.

Ha over en saus av 1 ss soyasaus smakt til med litt honning og tynnet med litt sitronsaft og eventuelt litt vann. Du kan strø litt maismel over og være rask til å jevne og tykne sausen.

Tips: Dette er en basisrett hvor du kan variere råvarene etter smak og behag. Du kan også variere sausen med krydder. Bare vær kreativ.

Alkoholfri blå coctail

Du får tonic i mange forskjellige smaker, blant annet en spennende blå variant. Prøv deg frem, og tilsett isbiter og ulike typer frukt og bær - eller de tradisjonelle skivene av sitron eller lime.

Søndag

Grønn Gryte

1 liter oppskårne rotgrønnsaker

1 kopp kuttet kål

1/2 gul løk i skiver

Fersk hvitløk, et par fedd (etter smak..)

2 ss hakket kruspersille

1 liter lettsaltet vann

Salt og pepper

Her er det bokstavelig talt fritt frem med råvarer. Plukk med deg et utvalg av harde rotgrønnsaker i supermarkedet, og pluss på med løk og kål. Du kan tilsette urter også, alt fra rosmarin og timian, til bladpersille og hva du måtte finne i grønnsaksdisken. Vær kreativ, for dette er en grunnoppskrift som kan varieres i det uendelige. Den er mager og kalorilav, men proppfull av vitaminer og mineraler – så her har du en virkelig vinner når du vil ha godt med mettende, sunn mat.

Alternativ: Du kan frese grønnsakene i litt olje i en jernkjele, og la de bli litt brune før du sper med vann (eventuelt buljong). Du lar alt surre og kose seg til alt er mørt. Så kan du tykne kraften med maismel i kaldt vann til du får konsistens som brun lapskaus. Server gjerne med masse finhakket persille, og litt knekkebrød attåt... Med en iskald lettøl til, så har du en god middag – så god at du gjerne kan invitere gjester til å dele med deg...

Bruk stekeovnen oftere

Det er utrolig enkelt og greit å legge alt i en langpanne i ovnen på 220 grader. Det er bare å krydre godt - og så lager det seg selv. Her er det kyllinglår med noen småpoteter, eple og appelsin - og lime som jeg presser over for å få friskere smak. Vær obs på at det er masse fett og kalorier i skinnet.

Sprøtt & godt med mindre fett

Et sunt triks for å spare fett, er å steke alt nesten ferdig. Så flår du av skinnet, krydrer kyllinglårene litt ekstra og setter formen inn i ovnen igjen. Stek til kjøttet er gyldenbrunt, sprøtt og lekkert. De små potetene kan du alternativt skjære i båter. Ha på litt salt og hvitløk, og la de steke med. Vær obs på at de ikke trenger så lang tid som kjøttet. Lag grønn salat med oppskårne appelsiner som tilbehør. Bruk presset saft av appelsin, sitron og lime som dressing.

Tradisjonelle retter med sunnere vri

Nesten all tradisjonell mat kan "slankes" ved at du reduserer innholdet av fett og sukker. Vær smartere når du lager mat, og du kan lage like velsmakende og lekre retter, men med mye lavere kaloriinnhold. Her har du et eksempel på spekemat med salat og frukt som tilbehør. Jeg bruker ofte skinke med eggerøre, men serverer med frukt og bær og en frisk salat ved siden fremfor masse brød og smør. Jeg bruker gjerne moreller og melon til skinken.

I salatbollen blander jeg forskjellige typer salat og ruccola med cherrytomater , og bruker en kefir dressing med finhakket løk og gressløk. Dressingen er søtet med litt Stevia.

Du spiser mye mindre av den fete skinken når det er så mye smart og velsmakende tilbehør...

Godt følge er tørr hvitvin med is. Den kan du gjerne blande med mineralvann med kullsyre. Alternativ er selvsagt iskaldt, kalorifritt øl. Kjempegodt og lettvint året rundt.

Dette er bare et eksempel på hvordan du kan gjøre en helt vanlig rett både sunnere, mer mettende – med færre kalorier.

Lag dine egne ukemenyer fremover

Nå som du har blitt vant til å følge ukemenyer, er det smart å fortsette med det for å ha styring både på på mat og økonomi.

I løpet av disse tre ukene har du fått mange forskjellige retter å velge mellom; 6 fiskeretter, 6 kjøttretter, 6 vegetarretter og 3 eggeretter. Det gjør at du kan sette sammen menyer som gir deg to fiskeretter, to kjøttretter, to vegetarretter og en eggerett i uken.

Da kan du variere så du ikke går lei, og du får hele kostholdet ditt inn i et sunt spor. Du får en mye bedre livsstil som er bra for kropp og helse.

Skriv ned dine egne gode oppskrifter også - og la det gå sport i å lage maten med mindre fett og sukker. Det er mye enklere enn du tror, og det tar ikke lang tid å få det inn som et vanemønster. Det sparer deg og familien din for masse usunne, tomme kalorier.

Kapitel

17

DITT NYE, AKTIVE LIV

Denne uken fortsetter du selvfølgelig med SlimTrim programmet ditt, og du tar også styrkeøvelsene fra uke to for å stramme deg ytterligere opp! Jeg vurderte å legge opp enda et treningsprogram for denne uken, men fant fort ut at det bare forvirrer.

Du har mer enn nok av øvelser å jobbe med for å forme figuren raskt og effektivt. Utfordringen er å gjøre det.

Minus centimeter

Dietten får deg ned i vekt - mens det er treningen som gir deg fastere muskler og virkelig får deg inn i mål. Nå gjelder det å krympe mest mulig denne siste uken – og derfor foreslår jeg at du tar to runder daglig i disse syv dagene.

Sats på en runde hver morgen og hver kveld. Du tar 4 repetisjoner sakte og kontrollert – og så kjører du på med 4 raske repetisjoner så svetten bokstavelig talt hagler...

Situps må til

I tillegg tar du situps så magen blir flatere og midjen smalere. Ta situps både for de rette og de skrå musklene, de er bokstavelig talt kroppens korsett.

Det gjelder å få smalere midje, ikke bare for utseendets skyld - men for å redusere risikoen for diabetes. Alt over 88 cm øker risikoen radikalt,...

Du har alle øvelsene i boken, så bare sett i gang. Det er klassikerne som du ikke kommer unna hvis du få – og bevare – en flott figur. De må du ikke finne på å slutte med når kurset er over, for de skal og bør være en fast del av din nye, aktive livsstil.

Så, bare stå på - og la SlimTrim programmet bli en daglig rutinen på lik linje med tannpussen!

Hvis du gjør det, skal jeg love deg at du kan kikke i speilet om et år og si WOW. Du vil se en fastere, velformet og spenstig kropp som er mye yngre ut enn den gjør i dag.

Du vil se at slapp hud og persienne drar seg opp, og du ser mye yngre ut! Er du verdt det?

Alle monner drar

I tillegg skal du få noen personlige tips fra meg for å legge inn trening av muskler, balanse og generell bevegelighet i forbindelse med daglige rutiner.. Det virker som småtteri, men jeg skal love deg at hvis du venner deg til dette - så vil det ha utrolig mye å si for hele din fysiske form, fasong og helse.

Dette er enkle saker som du gjør på badet, på kjøkkenet og foran TV én. La det bli en del av din mer aktive livsstil fremover. Det er små triks som gir fart på livet og form på figuren. For meg har de hatt utrolig betydning for å holde figuren under kontroll og ha rimelig bra fysikk uten at jeg har trent så alt for mye.

Trim foran badespeilet

Statisk styrking av mage og rumpe. Når du pusser tenner, så har du føttene ca. 40 cm bakover fra vasken... Så lener du deg litt fremover, holder magen inne og strammer rumpemusklene så det omtrent svir i skinkene. Trekk sammen, slapp av med pumpebevegelser. Minst femten repetisjoner.

Pust & trekk sammen dine edlere deler

Så strammer og kniper bekkenbunnsmusklene så du ikke får slappe vegger i vagina og livmorfremfall. Det er altfor vanlig etter menopausen for kvinner som har født.

Er du slapp og har lett for å skvette i trusene? Da trenger du å trene så mye du kan for å bli tettere igjen.

Har du vært flink med knipeøvelser, men har problemer likevel? Jo eldre du bli, jo mer øker risikoen for inkontinens. Det kan være at du har fått slapt bindevev av hormonelle årsaker. Da snakker du med gynekolog før det blir snøballeffekt og inkontinens. Få fikset det før det blir for plagsomt.

Tiss & tren deg opp så du slipper inkontinens

Når du tisser så kniper du så du stopper strålen - gjerne flere ganger. Vær også sikker på at du tømmer blæren helt hver gang du har tisset, så reduserer du risikoen for blærekatarr og andre urinveisinfeksjoner.

Styrk hele understellet pluss balansen din

Så kommer trikset for å få - og bevare - faste lår, fin rompe, sterke leggmuskler og god balanse! Super enkel styrketrening som reduserer risikoen for hofte- og kneproblemer.

Jeg lærte dette av en indisk overlege, spesialist og kirurg ortopedi, som jobbet både i England og India. Han var rystet over hvor mengden av engelske pasienter med graverende problemer med bl.a. hofter og knær. Helt unødvendige problemer, hevdet han.

Årsak: Muskelatrofi på grunn av inaktivitet. Altså, rett og slett mangel på muskelstyrke som endte opp med omfattende operasjoner med utskifting av både hofter og knær.

Mangel på muskelstyrke skaper store problemer

Han kom med en logisk forklaring basert på klinisk observasjon av store mengder pasienter. Han var overbevist om at størsteparten av problemene med hofter og knær i Vesten skyldes at vi sitter på et høyt toalett når vi går på do - mens en stor del indere (og andre asiatere) sitter på huk - squatter - når de gjør fra seg.

De får automatisk styrketrening, og unngår mange av de svekkelsene og skadene vi sliter med.

Grunn til ettertanke når du ser hvor mange eldre i Vesten som har problemer med ganglaget - eller må støtte seg til rullator...

Indere i samme alder sitter på huk og slapper av mens de prater sammen, og spretter opp som viskelærsballer!

.

Tren knebøy hver gang du er på do

Men, her kan du lese hvordan du kan komme i gang og gjøre det til en daglig, enkel vane så du forebygger problemer med hofter og knær som er smertefullt og veldig begrensende for livet...

Legg styrketrening av understellet inn automatisk når du er ferdig på toalettet.

Ha rett rygg, trekk inn magen - og gå ned på huk så langt du kan - ha armene foran deg eller til sidene i skulderhøyde.

Har du dårlig balanse? Støtt deg til vasken, badekaret e.l. inntil du får mer styrke. Hold stillingen og tell til minst femten før du sakte reiser deg opp.

Hvis du tar fem repetisjoner hver gang du tisser, ja da får du snart sprettrumpe og fastere, flottere lår og legger....

Hvis du tisser fem ganger om dagen, så blir det 25 repetisjoner... I løpet av en uke blir det 175 repetisjoner, på en måned blir det 700... Klarer du å lage en så fast rutine av dette bli en del av livsstilen din, så gjør du kroppen din og deg selv en fantastisk tjeneste. .

Du kan også gå ned på huk (eller rett og slett ta dype knebøy) mens du holder deg i kanten på vasken. Fin rutine med en 10 - 20 repetisjoner når du er ferdig med tannpussen.

Nøkkelen er at du blir så vant til det at du bare gjør det uten å tenke på det. Det blir en del av et automatisk handlingsmønster. Gjett om det gjør seg utslag på kropp og helse!

10 gode råd for økt aktivitet

1. Sett igjen bilen hjemme, og gå så mye du kan

2. Bruker du buss/trikk, så gå en ekstra holdeplass for å få trening.

3.Ta aldri heis eller rulletrapper, gå trappene!

4.Sitter du mye på jobb? Reis opp og strekk deg hver time.

5.Gå på toalettet jevnlig, ta noen knebøy og push ups mot veggen.

6.Gå en skikkelig tur i lunsjpausen for å få opp energien.

7.Hopp tau for super kondis. Start med 5 minutter og øk daglig.

8. Hopp, hink og lek paradis på stuegulvet. Leke, fnis og le litt.

9. Ta en hovedrengjøring. Skrubb så du svetter og alt skinner!!

10. Få deg en turkamerat å trene sammen med. Lag faste avtaler.

Få farten på deg

Du synes kanskje at mye av dette er rene selvfølgeligheter som du har hørt utallige ganger før. Ja, det kan nok stemme, fordi det er helt grunnleggende å få mest mulig fart på seg.

Kroppen er skapt for aktivitet, og den ruster bokstavelig talt hvis den ikke brukes. Et stillesittende liv gir dårlig sirkulasjon – og ergo dårlig transport av næring til cellene gjennom blodet...Vi får dårlig utskilling av avfallsstoffer fordi lymfesystemet ikke virker bra uten nok mosjon.

Resultatet av passiv livsstil og for mye stillesitting er at vi blir slitne, uopplagte og i dårlig fysisk form.

Vi får dårligere kondis, dårligere oksygenopptak – noe som påvirker både utseende, hudfarge og aldringsprosessen på huden vår. Det er svært skadelig at alle prosesser går tregere enn de skal fordi de mangler nok bevegelsesenergi til å fungere normalt.

Mange passive opplever også stadig dårligere humør, mangel på livslyst og livsgnist, mangel på sexlyst – kort sagt – mangel på energi til å leve livet normalt.

De fleste av oss har late perioder

Men, selv om vi er aldri så klar over at vi skulle trene, være mer i farten - mer aktive - så er det ikke alltid like lett. Det er bare å innrømme at det periodevis er vanskelig å komme i gang

- vanskelig å få på treningstøyet og få den ene foten foran den andre...

Det er da vi må ta et oppgjør med oss selv, for jo mer vi utsetter og sløver - jo vanskeligere blir det. Så uansett vær og føreforhold, bare benytt sjansen NÅ hvis du føler at du vanligvis sitter for mye – og trener for lite.

Er det drittvær så du gruer deg til å gå ut? Det er ingenting som heter dårlig vær når det gjelder å komme i form. Du trener bare inne!

Vær kreativ. Du kan gå utrolig langt bare på å gå rundt i stuen, soverommet, gangen, kjøkkenet – kort sagt - og overalt der du bor. Har du trapper er du kjempeheldig, opp og ned er supertrim.

Sett på heftig musikk når du går rundt, da får du rytme og fart på kroppen din, og det er en flott oppvarming til dagens trening.

Når du er god og varm, så kjører du i vei med SlimTrim øvelsene! som du har i boken her, så

Du kan få farten på deg - når som helst og hvor som helst. Så glem unnskyldningen - og få rattata i gir....

Fra pluss til minus

NÅ er det viktig for deg at du snur den negative, passive trenden. Ha som mål at du skal bli en aktiv kvinne som gleder seg over livet, over å kunne bevege og beherske kroppen din – og være i farten uten spesielle fysiske hindringer.

Så, stå på – ikke bare akkurat nå mens du er motivert av boken og har bestemt deg til å følge opplegget - men også fremover. Det er jo hele vitsen med denne boken. Den skal være begynnelsen på din aktive og fantastiske livsstil som du kommer til å elske når den har blitt fast rutine for deg.

Stressmestring for en sunn kropp og sjel

Det er så utrolig viktig at du reduserer stressnivået ditt hvis du vil bli sunnere og slankere. Både pusteøvelser og utstrekking er viktige elementer for stressmestring. Det er veldig enkle øvelser, men effektive.

Når du har fått på deg komfortabelt treningstøy, satt på din favorittmusikk for avspenning - og sitt avslappet på yogamatten da begynner stress å løse seg opp.

Du flytter deg mentalt til et fredeligere sted, og kropp og sjel får kontakt med hverandre.

Du starter med å ta pusteøvelsene dypt og rolig mens du gjentar ohm-ohm igjen og igjen til alle tanker viskes ut og du er i "ingenmannsland".

Gjenta og gjenta bekreftelsen "Bare riktige ting skjer i mitt liv. Jeg sier farvel til det gamle og ønsker det nye velkommen. Alt er godt. Alt er godt."

Gradvis vil du merke hvordan ro og velvære siger innover deg - og du er på vei til en mer harmonisk sinnstilstand.

Slapp helt av - og synk gjennom gulvet...

Når tankene dine har roet seg helt ned - legger du deg ned på ryggen på yoga matten. Du har hendene langs sidene. Du fokuserer på pusten, dyp og rolig så mellomgulvet og brystkassen hever og senker seg på inn- og ut-pust.

Jeg bruker A på inn-pust - og OHM på ut-pust. Det sies at det er universets lyd, og jeg tror det så gjerne - for det er lyden av pusting...

Men uansett hva du tror eller ikke, så vil dette virke utrolig avspennende. .Det hjelper deg bokstavelig til å lande og få bedre kontakt med ditt indre.

Nå kan visualisere og dagdrømme. Du kan se for deg den virkeligheten og den fremtiden du ønsker deg, og jo mer du tror på det, jo mer sannsynlig er det at visjonene og drømmene blir virkelighet. Det er selvoppfyllende profetier.

Får du det ikke til?

Jo mer anspent og stresset du er, jo vanskeligere kan det være. Mange tror nemlig at de slapper av, men faktum er at de fulle av spenninger som kan gi problemer etterhvert. Er du av den typen? Har du virkelig vanskelig for å slappe helt av? Da prøver du dette.

Yin & Yang Avspenning

Ligg ned på ryggen, og ha armene langs sidene. Lukk øynene, og la deg synke ned i yoga matten. Knytt nevene alt du kan, og spenn deretter alle muskler så hardt du kan. Start med føttene, leggene, lårene, rompa, magen, mellomgulv, bryst, armer, skuldre, nakke, kjeve (bit tennene sammen) – nese, kinn, knip igjen øynene, rynk og stram pannen.... Hold, hold – hold – hold pusten også - og så så slipper du alt...

 Spenn alle muskler.

Slapp totalt av.

Gi helt slipp.

Da kjenner du hvordan det er å være helt avslappet.

Kjenn hvordan spenninger reduseres, og tren på dette så ofte du kan hvis du er en person som spenner deg mye og ofte plages av stive, vonde muskler. Husk også å bruke pusten – den dype yoga pusten – for å komme i balanse, og bokstavelig talt puste ut og slappe av....

Alle typer stretching øvelser vil også hjelpe deg. Prøv deg frem så du finner det programmet som passer best for din kropp og psyke. Vi er jo alle forskjellige og har forskjellige behov, og det er ingen som vet bedre enn deg hva nettopp du trenger.

Kapitel

18

VAKRE TIPS FOR HELE DEG

N å krysser jeg fingre og tær for at du har lært masse i løpet av boken og at du med min metode har blitt slankere, fastere og forhåpentligvis mye mer fornøyd med kroppen din! Disse intensive ukene har jo bare vært star ten på "et nytt og bedre liv", og det slutter ikke her. Det er heller en begynnelse...

Bli Ny

Men nå skal du jammen meg unne deg å slå ut i full blomst og Bli Ny. Nå er det på tide å fokusere også på det ytre. Rett og slett på oppussing av fasaden...

Du har sikkert sett masse Bli Ny reportasjer i ukebladene,og du har kanskje sett "Amazing make over" programmer på TV eller YouTube.

Da er det helt utrolig hvordan stygge andunger blir strålende svaner...

Men, på TV make-overs så er det ofte måneder med private trenere og ernæringsrådgivere kombinert med spesialister i hudpleie, kosmetisk kirurgi, og tannleger som tar full overhaling av hele tanngarden. I tillegg er det topp frisører og stylister. Det er den amerikanske versjonen hvor det ikke spares på noe...

I den vanlige ukebladversjonen er det derimot enklere.

Da er det frisør, stylist og makeup artist som i løpet av en snau dag gjør det beste ut av den du er der og da. Uten noen inngrep! Men jeg skal love deg at resultatene kan være helt fantastiske!!

Fra grå mus til flotte kvinner

Jeg har ikke tall på hvor mange Bli Ny overhalinger jeg har vært med på i årenes løp. I Shape- Up Magasinet hadde jeg minst en kandidat hver måned. Vi hadde enorme mengder med søknader fra lesere som bare drømte om en Bli Ny dag.

Det var fantastiske opplevelser for både meg og temaet - og selvsagt for den heldig utvalgte. Forandringene har vært så kandidatene ofte har begynt å silgråte når de har sett sitt nye jeg i speilet! Gledestårer må jeg si...

Og bemerkningen de har kommet med har stort sett vært: Jeg hadde aldri trodd jeg kunne bli så pen!!

Fra overvektig til slank og flott

Jeg har også samarbeidet med Hjemmet og andre store ukeblader, med fokus på kandidater som har fulgt min livsstilsmetode med supre resultater . Det har ofte vært serier over mange måneder hvor kandidatene først har blitt fulgt på veien ned til normalvekt - og hvor Bli Dagen er kronen på verket.

Bli Ny du også - og føl deg på topp

Hvordan kan du bli ny uten å ha tilgang til all den ekspertisen? Du kan klare det! Det aller viktigste er at du skaper grunnlag for ditt beste jeg gjennom en sunnere og bedre livsstil.

Det betyr at du følger det du har lært i dette kurset, så du får en sunnere kropp og hud - og et mye friskere og yngre utseende.

Din nye livsstil, med daglig egenpleie er faktisk det viktigste. Deretter kommer make-up, frisyre og garderobe. I dette kapitelet skal du få mange tips hva og hvordan.

Long lasting make up

Legg opp til en make-up rutine med lang holdbarhet, som ikke flyter ut i varme eller smelter hvis du blir varm - eller havner i en regnskur. Tenk vannfast, det er ikke gøy å få panda look med mascara striper nedover kinnene.

Det er heller ikke spesielt smart med løse vipper som kan løsne og dingle på halv tolv når du minst ønsker det.

Jeg glemmer aldri at en venninne av meg mistet den ene vippen sin i suppa på en eksklusiv London bankett hvor Beatles var æresgjestene...

Hun forsikret meg at det ikke var spesielt gøy å sitte med hånden over øyet gjennom en lang middag. Jeg sluttet med løsvipper på grunn av den historien..

Nå er det jo andre alternativer som sitter bedre, men - tenk deg om før du starter med det.

Vil du ta deg tid og råd til jevnlig påfylling i salong? Eller kanskje det er bedre med enklere løsninger?

Det er vel så trendy med en naturlig look - så eksperimenter med myke, duse farger og ikke for mye av det gode.

Jo eldre du er, jo mer forsiktig skal du være med for kraftige effekter. Sveipende lange løsvipper er kanskje flott på tyveåringer med dådyrblikk, men kan se virkelig feil ut på oss som har flere år på baken. Bruk heller eyeliner og mascara for å fremheve blikket.

Farging av vipper og bryn

Det er en enkel måte å fornye seg på, og praktisk i hverdagen. Vipper og bryn kan du permanent-farge – enten i salong eller hjemme. Det er ikke spesielt komplisert, men det gjelder å være nøye.

Tips: Bruk vaselin under og over vippene før du påfører farge, og for all del – ikke blunk! Det svir som varme... Ha et eggeglass med vann klart til å skylle øynene med når du er ferdig med å fjerne fargen. Blunk-blunk!

Er øynene såre? Da bruker du saltvann (kokt vann med sjøsalt) eller kamillete som beroligende, bakteriedrepende skyllevann. Det er verdens beste, og faktisk det mest effektive mot øyenbetennelser også.

Jeg har alltid med meg kamilleteposer i toalettmappen når jeg er på reise i tilfelle jeg skulle bli smittet av noe.

Øyenbryn er viktige

Form og napp brynene dine når du har farget dem. Er det mange hår som er for lange? Klipp dem litt fremfor å nappe dem ut - for brynene skal ikke være for tynne, det er gammeldags. Plukk alltid på undersiden, det løfter blikket...

Bruk øyenbrynspudder eller en skarp øyenbrynsblyant for å forme og fylle inn brynene. Bruk fjærlette strøk, og tren deg foran speilet til du finner den fasongen som løfte både blikket og ansiktet ditt. Det er stor forskjell - bare prøv og se!!

Har du alt for lite bryn? Da kan mikro-blading være løsningen for deg. Det ser helt naturlig ut. og er ikke spesielt vondt å få utført.

Hvilken mascara skal du velge?

Utvalget er enormt, og forskjellen er virkelig stor. Det er ikke prisen som avgjør hvor god den er, det er heller produsenten. Jeg synes at de store merkene som Max Factor, Maybelline og L Oreal har mange gode alternativer. Selv foretrekker jeg som sagt de vannfaste, men det er en smakssak.

Prøv deg frem med forskjellige merker. Det koster ikke mange kronene å teste hva som er best for deg.

Ikke gi deg før du finner den som gir deg lange, tykke vipper som ikke klumper eller klistrer seg sammen. Hold deg til den, så slipper du mange feilkjøp fremover.

Husk at det er bedre med flere tynne lag enn et tykt...

Farge? De aller fleste kler sort best. Men, er du rødhåret kan det være bedre med mørkebrunt. Igjen, du må prøve deg frem.

Fjerning av øyenmake up.

Det finnes mange spesialprodukter, og jeg har prøvd utallige av dem i årenes løp. Men vet dere hva? Jeg har endt opp med superenkel, nesten gratis løsning.

Hold dere fast. Det er olivenoljen fra kjøkkenskapet. Litt på fingeren -på vippene - og i løpet av et øyeblikk kan du fjerne selv den mest gjenstridige mascara og liner.

Du bare tørker av med ansiktspapir, og så renser du ansiktet på vanlig måte. Nix kjemikalier - nix kroner. Jeg bruker samme olivenolje på longtime liner og leppestift før vanlig rensing. Enklere og bedre blir det ikke!

Solarium og selvbruning

Det er ikke tvil om at vi ser friskere og penere ut når vi har en viss gyldenbrun glød i huden. Hele ansiktet ser mer opplagt ut. Når det gjelder kropp så er det vel ingen tvil om at brunt flesk er penere enn hvitt flesk.

Glem solarium, og velg selvbruningskrem. Det gir flott resultat hvis du gjør det riktig, og det er enkelt å fikse på ditt eget bad.

Velg riktig produkt

Kjøp en kremaktig type som har farge, så du ser nøyaktig hvor du påfører selvbruningen – og hvordan den dekker. Personlig liker jeg ikke de som er for tyntflytende, de er vanskeligere å få jevne. Min erfaring er at selvbruningskremer fra firmaer som kun har spesialisert seg på det, er de beste.

Godt tips: Ikke slutt med hårfjerning om vinteren. Det ser sjuskete og udelikat ut med hårete legger - uansett.

Selv om ingen andre ser deg avkledd i vinterhalvåret, så har det noe med velstelthet, selvrespekt og velvære å gjøre.

I dette kapitelet får du mine beste selvbruningsråd så du slipper å bli stripete som en tiger...

Grundig peeling dagen før selvbruning

Vær nøye med å slipe, skrubbe og fjerne alle døde hudceller så ikke kremen legger seg i hornlaget i mørkere felter. Albuer, knær, hæler og ankler er typiske områder du bør slipe ekstra godt.

Jeg har faktisk brukt neglebørste på leggene når de har vært veldig tørre, og jeg skal love deg at de blir silkeglatte.

Har du veldig tørr og ujevn hud? Da lønner det seg med skikkelig peeling

Hårfjerning er nødvendig før selvbruning

Fjern hår, enten med voks, krem eller høvel, noen dager før du skal ta selvbruning. Jeg anbefaler en kjølende, beroligende Aloe Vera gel etter hårfjerningen, gjerne hver dag i en ukes tid. Gjett om huden din blir deilig og glatt. Perfekt som underlag for vellykket selvbruning.

Mett huden med fuktighet etter skrubbing

Jeg anbefaler at du alltid bruker rikelig med fuktighetsgivende og fuktighetsbevarende produkter etter kroppsskrubb. Jo glattere og mer fuktighetsmettet huden din er, jo penere og jevnere brunfarge får du.

Slik lykkes du med selvbruning

Du kan klare det meste selv, men du må ha hjelp til ryggen. Derfor er det aller beste er å få en venninne eller venn til å hjelpe deg så det blir helt jevnt. Dere kan bytte med hverandre så får begge glede av det.

Husk: Det er bedre med flere tynne lag enn et tykt. Det gir en jevnere og mer naturlig brunfarge. Når du har valgt en selvbruningskrem med farge, så vil du ha god kontroll over "skjøtene" og mengden krem du skal bruke for å få det jevnt over det hele.

Her er mine beste råd for å få delikat, jevn og naturlig brunfarge - året rundt.....

Ta på tynne latex engangshansker så ikke håndflater og fingre blir brune.

Ta på stramt pannebånd/ dusjhette så håret er vekk fra ansikt, hals og nakke.

Stå naken eller i truse.

Start med smøre inn rygg (her trenger du assistanse) - og hele baksiden av kroppen.

Unngå for mye krem i knehasene og på hælene (steder hvor du ikke blir brun).

Smør inn armene, vær ekstra varsom med albuene.

Smør inn ansikt og hals.

Fortsett nedover kroppen

Ikke ha for mye på sidene av kroppen, eller på innsiden av armene – det er unaturlig.

Vær nøye med å jevne ut så det ser delikat ut.

Ha gjerne litt ekstra farge på bollemage og under rompeballene, det "slanker" visuelt

Ikke kle på deg før alt er helt tørt. Gå naken - eller bruk et håndkle rundt deg

Vask hendene med såpe og vann hvis du har fått selvbruning på dem.

Hva med solarium?

Er det ikke enklere å bare legge seg på en solseng og vips - bli sommerbrun fra topp til tå?

Nei, her må vi bare si - vær varsom. Ikke nødvendig si helt nei - men...

Før var det jo helt greit med en runde i solarium både for å holde på sommerfargen - og unngå å se ut som fiskepudding i vinterhalvåret. Men, nå er jo det veldig ute på grunn av faren for hudskader. **Jeg synes vel ærlig talt at vi går vel langt.** Jeg tror ikke at du ødelegger huden din ved å ta et par ganger i solarium med godkjente senger. før du for eksempel skal på en Syden ferie om vinteren.

Bare husk å beskytte deg med en god solkrem. Du trenger ikke faktor 50 - men kan nøye deg med en lavere. 10 - 20 holder.

Tallet på solfaktoren viser hvor mye lenger du kan være i solen uten å bli brent i forhold til når huden er ubeskyttet. Eksempel: Faktor 50 betyr jo at du kan være femti ganger så lenge i solen som normalt før du blir solbrent.

Du er ikke mer enn en halvtime i solariet. Jeg synes det klarer seg godt med en tier...

Kokosolje og Aloe Vera er fantastisk for hud-helse

Jeg anbefaler jeg deg å bruke kokosolje til hud- og kroppspleie. Den er lettflytende og god å massere med. Den er super både til både å rense og nære huden. Den gir masse nyttig næringsstoffer som hjelper til å bevare fuktighet og spenst.

Du slipper masse kunstige tilsetningsstoffer som er høyst tvilsomme for helsen din. Du sparer ikke bare penger, men du sparer deg for alle de syntetiske stoffer som du bør unngå.

Og ærlig talt: Jeg synes resultatet på kropp og ansikt er bedre enn mange av de eksklusive, rådyre og lekre hud- og kroppsproduktene jeg har brukt tidligere!

Derfor har jeg også i stor grad gått over til å bruker ren Aloe Vera gel uten tilsetningsstoffer. Den har også supereffekt på huden min. Den blir fuktighetsmettet, glattere og spenstigere - og jeg har blitt kvitt mye overflaterynker både på ansikt og kropp.

Det var først da jeg kom hit til Fuerteventura at jeg begynte å bruke mer og mer av de lokale produktene.AloeVera er en viktig plante her på øya. Den dyrkes og utvinnes lokalt, og det er mange småprodusenter som lager serier med organiske produkter. De er virkelige deilige og koster en sang.

Jeg har foresten også mange planter i hagen min, men den helt ferske geleen lukter veldig stramt så den bruker jeg bare på brannsår. Da er den helt mirakuløs. Fikser brannsår på sekunder... Du kan få kjøpt den i Norge som stueplante.

Tips: Kjøp Aloe Vera i helsekost, der finner du mange gode serier og produkter. Sjekk at det står Aloe Barbadensis på varedeklarasjonen. Da er det god kvalitet. Jo høyere navnet står på deklarasjonen, jo høyere er innholdet av råvaren.

Mange av de billige produktene er laget av billig Aloe Vera pulver som har langt mindre effekt.

Manikyr & Pedikyr

Nusselig føtter til å spise opp.. Ja, det hører til delikate kvinner som tar vare på seg selv. Ikke noen ustelte syltelabber med flisete negler, gråhvite neglebånd og det som verre er.

Her har du et lynkurs i gjør-det-selv så du blir klar til å lufte bare tær i åpne sandaler. Når du først steller føttene dine, så tar du selvsagt puselankene i samme sveiven. Hvis du da ikke skal gå til en salong og la deg skjemme bort. Men, ærlig talt – det er såre enkelt å fikse det selv.

Dette trenger du til pedikyr & manikyr

Neglelakkfjerner & vatt

1 bøtte eller fat med godt varmt vann med litt grønnsåpe

1 grov fotfil

1 god negleklipper

1 neglefil

1 orangepinne

Aloe Vera Gel (eller fotkrem)

Håndklær

Lakk i din favorittfarge (pluss over- og underlakk hvis du ønsker det)

Fotbad & fjerning av gammel lakk

Ta på deg badekåpe, og ha sandaler klare hvis du trenger det. Sett på hyggelig avslappende musikk. Så fyller du en bøtte eller et dypt fat med veldig varmt vann. Tilsett gjerne havsalt eller natron.

Du kan også tilsette essensielle oljer. Teatree er ypperlig mot fotsopp, lavendel virker beroligende, mentol virker kjølende - og både sitron og eukalyptus stimulerende.

Ta litt melk i vannet hvis du har i essensielle oljer slik at melkefettet får oljene til å blande seg skikkelig med vannet.

Du kan også leke luksus-spa og ha i blomsterblader eller urter. Sett på avslappende musikk. Fjern eventuell neglelakk både på hender og føtter før du setter du bena i det deilige, varme vannet, og slapper totalt av.

Skrubb fotsåler og negler med børste så de er gullende rene.

Ta en fot opp av vannet av gangen, tørk, fjern eventuell neglelakk.

Rens, klipp og fil neglene i form.

Gni inn godt med olje på neglebåndene.

Slip vekk all hard hud.

Fjern/ dytt ned neglebånd med den butte siden på orangepinnen

Tørk godt med frotterhåndkle - også mellom tærne

Gjenta på den andre foten.

Masser føttene med kokosnøttolje/fotkrem så de blir myke og glatte.

Gå over neglene med vatt med neglelakkfjerner så alt fett fjernes.

Lakk 2 – 3 lag med den fargen du liker best.

La det tørke mellom hvert strøk så blir resultatet mye mer varig..

Det er samme fremgangsmåte for hendene

Vær nøye når du klipper negler så de ikke gror ned i kantene.

Skulle du være uheldig å bli smittet av fotsopp eller neglesopp, så går du til apoteket og kjøper soppdrepende krem og neglelakk. Følg prosedyren 100%, og vær ekstremt nøye med daglig fotpleie.

Det finnes medisiner mot neglesopp, men de har svært farlige bivirkninger, så vær så snill å satse på egenpleie. Jeg vet av erfaring at det fungerer hvis du er grundig og utholdende!

Har du tørre, sprø negler så vil varm olje hjelp.

Ta olivenolje og varm den opp og hell i en skål. Sitt med neglene i oljen til den er kald. Tørk av, masser inn oljerestene.

Vent til neste dag med manikyr og lakk.

Ikke ha for lange klør. Det er penere med naturlig form som følger formen på fingertuppene dine. Et godt alternativ til neglelakk i det daglige, er at skaffer en poleringspute. Den er helt suveren for å få blanke, lekre negler uten å lakke.

Hva med shell lakk eller kunstige negler?

Lurer du på om du skal spandere det? Det kan være ok en eller et par ganger i året, men absolutt ikke hele tiden. Jeg snakker av erfaring... Jeg brukte det regelmessig i et par år - men har helt sluttet med det så lekkert ut – og varte i evigheter!!

Men, neglene ble grove, misfargede og delvis ødelagte etter langtidsbruk... Jeg som alltid har hatt så fine negler, fikk helt sjokk.

Det tok meg lang tid å få de tilbake til normal, sunn glans og glatt overflate.

Kunstige negler kan være ok i en overgang hvis du har veldig puslete, sprø eller myke negler som brekker lett. Det kan beskytte og gi neglene tid til å vokse ut. Det er også et kjempegodt hjelpemiddel for den som biter negler. Men, la neglene få naturlig hvile og luft i perioder...

Snakk med en proff negledesigner for råd..

Vakker & Velstelt Hver Dag

Uansett alder er vi vel interessert i å se så friske, opplagte og vakre ut som mulig. Jeg synes det skal være en rutine som er enkel, rask – og som holder uansett om det er sommer regn eller hetebølge. Jeg sverger som sagt til vannfast, long-lasting make up.

Da kan jeg legge den på noen minutter om morgenen – og slippe å tenke på det før langt ut på ettermiddagen.

Sett farge på fjeset

Når vi nordiske ser oss i speilet om morgenen, så er det vel mange av oss som tenker at vi er nær slektning av den hvite musa.

Litt gusten, blek, nærmest hvit hud med røde og rosa flekker, kanskje noen fregner eller pigmentflekker – noen svarte prikker og grove porer....

Øyne som myser ut gjennom nær sagt usynlige vipper. Bryn? Oj, hvor er de....

Kort sagt, de fleste av oss ville neppe vunnet noen pokal i hverken Miss Universe eller Mrs Housewife. Men, trøst deg med at de fleste av oss er Ms. Average før vi får på fernissen ...

Tren på din perfekte daglig make-up

Stikkordet er naturlig, frisk og sunn. Less is more... Jo eldre du er, jo mer varsom må du være med farger og effekter. For mye av det gode kan se vulgært ut, patetisk – eller direkte klovnete. Det skal vi unngå.

De fleste voksne trenger ikke så mye "maling", men litt justering og fiksing her og der for å understreke våre trekk. På listen under bildet ser du hva som er nødvendig for å legge delikat og varig make-up.

Daglig, naturlig makeup

Flytende foundation nærmest mulig din hudfarge med høy solfaktor

Blusher/ solpudder

Eyeliner blyant basfarge (grønn, blå, mørkgrå, mørk brun)

Leppestift i matchende farge – long lasting

Øyenbrynsblyant sort eller mørk brun

Vannfast mascara sort eller mørk brun

Lipliner, blyant – konturstift long lasting

Noe mer trenger du egentlig ikke etter min oppfatning. Du kan plusse på med dekkstifter, concealere, primere og masse andre spesialprodukter – men ærlig talt – du skal vel ikke på den røde løperen eller på fotoopptak?

Jeg tror du klarer deg i lange baner med en liten sminkepung med det viktigste, og så holder du det vedlike med en rask kontroll i speilet når du har spist noe med olje eller fett som løser opp leppestiften... Ellers så holder faktisk fjeset til du fjerner det ved sengetid...

Skal du ut etter jobben?

Da er det enkelt å friske på make-upen, børste gjennom håret - og spraye litt parfyme bak ører og puls-punkter. Ta gjerne på noen lekre bling øredobber, et flott belte eller skjerf.

Det skal ikke så mye til før en ser og føler seg opplagt og klar ut, selv med en lang arbeidsdag bak seg.

Tips: Ser du dårlig? Sjekk makeupen med brillene på – bruk speil som forstørrer i tillegg til det vanlige speilet over vasken! Ta en dobbeltsjekk i dagslys - og husk å sjekke fra sidene også.

Det blir lett synlige overganger fra kjake til hals.

Vær også veldig nøyaktig når du bruker lipliner og tegner opp konturer på munnen. Spesielt er det viktig hvis du har endel vertikal rynker som gjør at leppestiften lett "blør". Bruk gjerne pensel når du legger leppestift. La den tørke helt før du tar på gloss.

De fleste long lasting leppestiftene har begge deler i en emballasje, og da trenger du ikke pensel.

Du kan også få briller hvor du kan løfte opp et glass av gangen hvis du ser veldig dårlig og ikke bruker linser.

Uansett: Kontroller at ikke sminken ser klovnete ut fordi du ikke ser godt!

Tips: Sjekk at det ikke er stygge hår på haken eller på overleppen. Ha pinsetten klar og napp de vekk..

Naturlig look er best

Vær varsom - for jo eldre du er, jo viktigere er det å sjekke så alt ser naturlig og delikat ut - ikke ujevnt, klabbete og for kraftig.

Ekstra make up triks

Primer

Ok, hvis du skal stæsje deg veldig på kvelden! Da vil en primer fylle ut små rynker og furer og visuelt gi en glattere og jevnere overflate. Ikke glem å påføre masse fuktighet først. Men normalt sett synes jeg ikke du trenger det. Sats heller på det mer naturlige.

Dekkstift

Det finnes mange typer, faste og flytende, som er utmerket til å dekke mørke ringer under øynene, pigmentflekker, røde blodkar og partier med ujevn farge, små arr osv. Vær bare lett på hånden!!

Husk at lyst fremhever, så det kan være smart å ta litt i dypere furer eller rynker - da synes de mindre. Prøv deg frem så du får det riktig for ditt ansikt. Det må være svakt og diskret - det skal ikke være synlig.

Foundation

La den være flytende og superlett. Den skal jevne og gi ungdommelig glød, ikke være en maske. Tyngre foundations er drepen for en som har slappere hud med overflaterynker,. Tyngre kremer legger seg rynkene og får deg til å se mye eldre ut. Legg foundation med en pensel så du kan fordele den med litt her og litt der.

Alternativ er å klappe make-up kremen inn med svamp og jevn med fingrene. Legg den bare der du trenger det – ikke nødvendigvis over hele fjeset. Det blir stivt og klovnete...

Sjekk at det ikke er synlige overganger mellom ansikt og hals. Sjekk alltid med sidespeil og i dagslys – og jevn godt ut.

Tips: Du kan blande din vanlige foundation med fuktighetskrem for en lettere effekt til daglig bruk.

Blusher, rouge - solpudder

Hva skulle vi gjort uten litt farge i fjeset? Blusheren, solpudderet, er helt uunnværlig for å gi liv og glød til huden. Legger du den riktig så vil du se at den former fjeset og fremheve kinnbena.

Med solpudderet kan du svisje litt lett over hele fjeset og få en delikat og sommerlig farge når du føler deg gråblek og trist.

Jeg bruker solpudder for å jevne ut hudtonen året rundt, og føler meg så mye friskere og ungdommelig med det gyldne skjæret. Igjen, prøv deg frem med farger og teknikker.

Du kan også få hjelp av profesjonelle i stormagasiner, parfymerier og hudpleiesalonger hvis du føler deg kitlnete - eller ønsker å lære litt ekstra.

Eyeliner & Øyenskygge

Det viktigste for å gjøre blikket synlig er faktisk eyelineren. Du kan gå fra hvit mus til sexy eyes på et sekund!!

Den enkleste måten er å bruke en god blyant (long lasting er best), og lage en tynn strek langs vipperøttene oppe og nede. Jevn streken så den blir diffus. Bruk gjerne en pensel til å duse ut. Prøv deg frem med å legge liner på et øye og sammenlign.

Hvis du er over den første ungdom, så vær varsom med øyenskygge - og reserver den for er kveldsbruk i sommerhalvåret.

Har du tunge øyenlokk eller litt kreppet hud, blr du unngå alt med shimmer.

Du kan heller legge litt matt grå eller brun skygge i globelinjen. Det vil bidra til å skape mer dybde til flate øyelokk.

Øvelse gjør mester

Det lønner seg å eksperimentere foran speilet både med farger og plassering for å finne ut hva som får deg til å se best mulig ut. Det kan være en sjattering eller noen millimeter her og der som gjør kjempeforskjell.

Det kan løfte - eller dra deg ned. Det kan åpne blikket og gjøre deg yngre - eller det kan faktisk gjøre det helt motsatte. Derfor bør du trene til du finner det mest flatterende for deg.

Vær også klar over at det er veldig lett å stagnere i en make-up rutine, og vi glemmer at det kan bli litt feil... Det er smart å modernisere seg med jevne mellomrom, både med farger og stil. Igjen, be om råd fra proffe hvis du føler deg veldig usikker!!

Øyenbryn

De er langt viktigere enn du kanskje tror for ditt helhetsinntrykk. Formes de feil kan du se selsom ut! Er de for tynne ser du gammel ut, er de tykke og sammengrodde ser du sint ut - vokser de nedover ser du deprimert ut - osv.

Det som gjelder er at de ser naturlige ut, løfter og gir deg et åpent utrykk hvor de rammer inn ditt øyenparti og fremhever ansiktet ditt.

Slik former du brynene

Du napper vekk uryddige hår på undersiden, og så tegner du fjærlette mini-hår med øyenbrynsblyant så de får den riktige formen uten å virke harde eller kunstige. Du bør ta permanent farge på brynene hvis du ser veldig fargeløs ut – eller hvis du har veldig mye grå hår innimellom.

Napp samtidig overflødige hår fra resten av ansiktet.

Bruk forstørrelsesspeil og godt lys – eller dine sterkeste briller.... Hår i nesen? Det er jo vanligvis et maskulint problem, men det kan skje den beste... Ikke napp nesehår, men klipp forsiktig vekk det synlige.

Hvis du har veldig tynne bryn så kan du få korrigert det hos kosmetologer som behersker blading teknikken. De lager ørsmå kutt i huden som fylles med farge, og det ser utrolig naturlig ut. Det kan gjøre virkelig stor forskjell på utseendet ditt.

Jeg har prøvd det og var kjempefornøyd - og det var ikke vondt i det hele tatt (litt som mini myggestikk).

Lepper

Jeg anbefaler deg igjen på det varmeste å bare bruke leppestifter og gloss med lang varighet. Det er mange gode på markedet, som sitter i inntil 24 timer uten å skli ut i plysterynker eller furer. Fantastisk!

De fjernes med et fettholdig renseprodukt. Og der har du nøkkelordet... Fett. Hvis du spiser noe fett kan det løser opp leppestiften!

Ta en sjekk når du har spist så ikke leppestiften blør ut i kantene. Spaghetti er en skikkelig dødare for leppestiften. Men, jeg synes egentlig det går veldig bra hvis jeg passer på å bruke servietten ofte når jeg spiser....

Husk konturstift

Best resultat får du ved å tegne opp konturen på munnen din – pinlig nøyaktig. Konturstifter får du heldigvis også i longlasting som ikke "blør". Når du tegner opp munnen kan du justere og "jukse" litt på formen så det blir best mulig fasong.

Men vær så snill, ikke overdriv - da blir det lett latterlig og kunstig.

Når du er fornøyd med fasongen, fargelegger du leppene med samme stiften.

Bit av på ansiktspapir – eller toalettpapir.

Så påfører du leppestiften, lar den tørre helt – før du legger på den blanke pomaden som forsegler den. De følger alltid med long lasting leppestiftene. fordi de er nødvendige for å forsegle selve fargen.

Alternativ: Legg på bare gloss etter fargeleggingen hvis du skal være sporty og diskret.

Bli Ny med ny frisyre og en moderne stil

Det aller viktigste når vi lager Bli Ny reportasjer er å bruke en dyktig frisør-stylist som finner ut hva kandidaten trenger for å fremheve sin personlighet og utseende.

Alt for mange stivner i en stil og har en kjedelig frisyre og farge som ikke gjør noe for utseendet.

Skal du investere noe i deg selv - så synes jeg det aller første du skal gjøre er å bestille time hos en frisør som er i toppklasse.

Spør den i vennekretsen som er lekker på håret, så får du sikkert peiling på hvem du skal bruke til din fornyelse.

En frisyre skal harmonere med din størrelse

Jeg irriterer meg daglig over å se store damer som har for snaukort hår. De ser maskuline ut, og mye tykkere og eldre ut enn de behøver.

Bakfra ser det merkelig ut, med et lite hode på en stor kropp og en bred bak. Helt unødvendig.

Hadde disse damene hatt mer hår med mer volum og stil - litt mer kamuflasjeantrekk med litt flagrende gevanter og lekre farger, store smykker og vesker - og flott make up, så hadde de sett totalt annerledes ut.

Grøss & Gru

Her hvor jeg bor ser jeg alt for mange overvektige turister - kvinner som spankulerer rundt i T shirts eller topper som viser hver eneste valk og fremhever struttende kulemager, tights som viser bokstavelig talt flere romper (godt oppdel av trusestrikken)...

Jeg ser også eldre damer, gjerne engelske charterturister, som stolte spankulerer rundt med siste mote i frisyrer og klær, - mote som hadde passet mye bedre på barnebarna deres. Det virker skikkelig patetisk.

Noen har rosa eller turkis striper, asymetrisk klipp, barberte nakker - og effekter som ville passe på punkere.

Uff, det ser så trist ut - og jeg gremmes og har inderlig lyst til å kald-kvele den frisøren som totalt mangler smak - og som har overtalt de stakkars damene til å drite seg ut som vi sier på godt norsk.

Det verste er at mange av de store damene ville sett flotte ut hvis de hadde riktige klær og styling. Mange har jo pene fjes og andre fordeler, men de har ikke peiling på å fremheve sine gode sider og kamuflere de dårlige.

Jeg har hatt venninner som har vært i hundrekilos klassen, men så innmari lekre og tiltrekkende at folk har snudd seg etter dem på gaten. De har visst å fremheve utseende og personlighet – og wow – fått de små og slanke til å se nesten stusslige ut i forhold. Derfor: Uansett størrelse, form og figur – med riktig styling i klær, frisyre og make up kan alle bli flotte.

Vær superkresen når du velger frisør

Ikke gå til en hvilken som helst frisør. Finn en frisør som er stylist. En som vet hva han/ hun holde på med. Spør og grav og ikke vær beskjeden.. Du er kunden, det er ditt hår - og du skal betale for å få det beste.

Prøv eventuelt flere steder til du føler deg trygg på at vedkommende er proff.

Er du usikker og redd for å forandre deg?

Da burde du sette deg ned og ta en titt på YouTube videoer. Jeg koser meg virkelig med å se på "The Make-over Guy" - med den amerikansk e frisøren Christopher Hopkins som er ekspert på styling. Han er bare en av mange på Youtube.. Ta en titt, jeg tror du kan få masse inspirasjon.

New Look -New Life

Jeg skal bare si deg at det er fantastiske forandringer - og utrolig fornøyde kvinner som uansett alder, vekt, størrelse og utseende blir den beste versjonen av seg selv. Det er utrolig morsomt og lærerikt - og det gir et tupp i rumpa til å tenke nytt.

Bare kos deg og se på alle de nitriste damene som blir flottere – og årevis yngre og vakrere med riktig styling. Wow... Det er Bli Ny på sitt beste, så la det bare inspirere deg hvis du føler trang til en ny look for å få frem ditt vakreste jeg.

Farging, striping, bleking

De færreste av oss liker å få grå hår, bare innrøm det! Vi toner og farger og bleker og fikser for å beholde vårt opprinnelige utseende. Hårfargen har svært mye med vår identitet å gjøre.

Hårfarging er vanlige helt fra de aller yngste aldersgrupper, og det finnes masse supre produkter til hjemmebruk.

Men, mange som farger håret selv har en tendens til å velge akkurat litt for lyst eller mørk, litt feil sjattering - og håret blir altfor ofte tungt og helt ensfarget uten spill, liv og glød som naturlig hår skal ha. Det kan gjøre at du ser eldre ut, at du rett og slett ser billig ut - eller innmari kjedelig...

Vær nøyaktig med hjemmefarging

Når du farger hjemme må du passe på å fordele fargen ujevnt. Ta farge på grått hår og ettervekst først - og la det virke minst halvparten av tiden før du fordeler fargen i resten av håret. Du kan eventuelt gre resten av fargen inn med en grov kam så det blir mer spill i håret.

Skal du bleke eller ha highlight så finnes det også bra hjemmesystemer for det, men da lønner det seg å ha en venninne til å hjelpe deg - og så kan du hjelpe henne neste gang.

Ikke la deg lure av hårprøvene

Når du ser på fargekartene i butikken, så vær klar over at fargeprøvene viser resultat på farging av hvitt hår. Hvis du for eksempel velger mørk brunt som din egen opprinnelige hårfarge, vil du få omtrent svart hår og se ut som nattens dronning.

Velger du en lysere brun, da blir resultatet mye bedre! Det samme gjelder uansett farger, så vær varsom.... Selv brukte jeg Loving Care toning, flere nyanser lysere enn mitt eget hår. Enkelt i bruk, skånsom for håret - og med helt naturlig resultat hver gang.. Jeg touchet opp røttene med jevne mellomrom, men ikke hele håret.

Jeg tror at begrenset bruk av kjemikalier har gjort at mitt hår er veldig sunt og blankt og vokser som ugress.

Fuktighet er nøkkelen

Nå når jeg bor i et varmere klima store deler av året, merker jeg at håret trenger mye mer fuktighet. Derfor unner jeg meg jevnlige fuktighetsbehandlinger i en hyggelig frisørsalong her, hvor de også fikser fargen med ammoniakkfrie produkter.

Jeg går ca. hver måned for å farge etterveksten uten å farge hele håret. Det funker kjempebra, og med min klassiske signatur frisyre er jeg rimelig vedlikeholdsfri selv når det blåser hatter og høy her på Vindenes Øy.....

Dekk etterveksten på 1-2-3

Bruk en pudder øyenskygge i omtrent samme nyanse som din hårfarge. Børst på med en pensel så du dekker etterveksten. Det er redningen - og du føler deg ok til du får farget håret igjen.

Enkelte parfymerier og kjeder har også pudder som dekker etterveksten. De er kjempebra, og jeg anbefaler deg absolutt å prøve å få tak i det.

Du kan også dekke synlig ettervekst med forskjellige spray produkter. Men, ikke overdriv bruken - det er masse kjemikalier i boksene. Hold pusten når du sprayer, dette vil du ikke ha ned i lungene....

Ny look er ny frisyre

Vil du slippe hele fargingen og la naturen gå sin gang? Det kan være skikkelig lekkert med både grått og hvitt hår, men det krever en flott frisyre med førsteklasses klipp og styling (synes jeg). Det er nitrist med kort "kjerringhår" som gjør at mange blir intetkjønn.

Så hvis du ønsker å slippe å farge håret og bli grå - så få en flink stylist til å legge inn high-lights og gi deg en lekker frisyre. Da kan det være skikkelig kult!

Men uansett, hvis du føler at du trenger en skikkelig fornyelse så er nummer en å få riktig frisyre, både fasong, farge og stil. Det er helt avgjørende for din totale look.

Ja, jeg vet at det er dyrt å få gjort det i en bra salong, men det er virkelig verdt pengene når du skal fornyes. Det er så utrolig stor forskjell på resultatet. Dropp heller andre utgifter - og sats på det beste. Om du så skal reise til en annen by for å finne en ekspert, så gjør det! Du kan be eksperten om "oppskrift" på både farge og klipp som du kan ta med hjem til din lokale frisør.

Få råd om hvor du skal gå

Hvis du ikke aner hvor du finner en ekspert, så kan du ta kontakt med et av de store bladene. Send en mail til Tara, KK, Hjemmet, Allers, Norsk Ukeblad e.l. - eller gå inn på Facebook sidene deres og spør om hvor du kan få hjelp til å style deg og bli ny på håret. Jeg er sikker på at de hjelper deg!!

Kjerringråd mot tynt hår og hårtap

Visste du at rosmarin essensiell olje blandet med amerikansk olje er et gammelt kjerringråd mot hårtap? Brukes som intensivkur over natten (ha på dusjhette) - og vask håret om morgenen. Ikke bruk mye balsam så får du ekstra blankt og luftig hår.

Tips for tykkere hår med mer volum

Bruk store ruller i tørt hår.

Føhn over på høy varme – deretter på kjølig så blir det holdbart.

Varmruller er også fint

Perm anbefales hvis håret er veldig tynt og flatt

Len deg fremover og børst minst 50 tak fra hodebunnen. Hvorfor? Det fordeler fettet fra hodebunnen i resten av håret, og gjør det blankere og mer levende.

Børst fra hodebunnen. Litt tuppering fra bunnen løfter håret og gir volum og luft (tannbørste er ofte praktisk redskap hvis du har kort hår...)

Pass alltid på å dekke ettervekst. Når en grå hodebunn er synlig så ser håret syltynt ut.

Kapitel

19

SKJEM DEG BORT MED HJEMMESPA

Ekstra egenpleie gir kroppsbevissthet og velvære. Tillat deg selv å være litt ego...

Lås bade døren og bruk tid til å skjemme bort kroppen din.

Selv om det er mye av den, så vær inderlig glad for den fantastiske fødselsdagsgaven du har fått. Den fortjener det beste av omtanke, stell og vedlikehold. Og da vil du og sjelen din trives langt bedre i den.

Ha det på badet

Velvære i det daglige er viktig, og stadig flere skaper spa stemning på eget bad. Det er enkelt, og behøver slett ikke medføre store kostnader. Selv om badet er lite, er det mulig å lage en fredelig oase for alle sanser - hvor du bare kan slappe av og hente deg inn.

Velg et fargeskjema og hold deg til det. Ta f.eks. hvitt, grønt og turkis. Spander noen delikate, tykke badehåndklær i en eller to av fargene.

Ha glassholdere med aromaterapilys i en duft du liker, og har du plass så pluss gjerne på med en kandelaber med vanlige lys. Små telys rundt omkring skaper herlig spastemning.

Del opplevelsen med en venninne

Det kan være kjempehyggelig å lage hjemme-spa sammen med en venninne. Da kan dere veksle på med å være terapeut og kunde. Det er ikke vanskelig å hjelpe med peeling, enkel olje- eller aromamassasje. Massasje av hodebunn, av føtter, nakke osv. er enkle greier - det er bare å massere på intuisjonen.

Har du deilig musikk i bakgrunnen skal jeg love deg at det blir en flott opplevelse for begge parter. Lag et system i spa opplevelsen, f.eks. når den ene ligger i badekaret kan den andre bare slappe helt av - for eksempel med et fotbad.

Glasskrukker og flasker er lekkert

Jeg anbefaler en stor glasskrukke til havsaltet som du bruker til peeling. Du kan gjerne mikse saltet med noen dråper essensielle oljer, f.eks. avslappende lavendel, oppkvikkende rosmarin – eller sensuell ylang-ylang.

Ha en annen glasskrukke med kokosmasse som du også bruker til skrubb av både ansikt og kropp.

Oljer oppbevarer du i glassflasker (dressing flasker er ypperlig). Husk at kokosolje stivner i romtemperatur, så det lønner seg å ha den i en liten glasskrukke med lokk - og gjerne med spatel ved siden av.

Forberedelser til ditt hjemmespa

Sett på avslappende, gjerne romantisk, drømmende musikk

La badet være rent og ryddig, masse telys i små glass rundt omkring

Lag et stort, lekkert glass med hibiscus te eller sitronvann

Ha på deg en tykk, god badekåpe og tøfler eller badesandaler

Finn frem myke, deilige badehåndklær

Ha et brett med alle produkter du trenger til egenbehandlinger

Lås badedøren (gi andre en sjanse til å bruke badet først)

Fyll badekaret med varmt vann, en neve havsalt

Tilsett noen dråper duftende essensiell ole

Bruk gjerne nakkepute (samme type som på lange flyturer)

8 steg til herlig spaopplevelse på ditt eget bad

1. Rens og peel huden

Bruk kokosolje (eller annen olje) til å fjerne alle spor av sminke. Fjern med papir og fuktig, varm frotter-klut som du legger som et omslag som åpner porene.

2. Masser deg selv fra topp til tå

Ta en spiseskje kokosmasse og masserer ansikt og hals i små, kraftige ut- og oppadgående sirkler. Husk å være nøye med halsen også. Skyll av, og masser inn litt kokosolje.

3. Gi håret næring

Trenger håret ditt en fornyelse? Er det tørt, livløst, sprøtt - så mangler det både fuktighet og næring for å få elastisitet og glans tilbake. Masser inn enten kokosolje, arganolje eller avocado olje i tørt hår. Du kan selvsagt bruke ferdig hårkur/ maske hvis du vil. Ha på dusjhette, og ha et håndkle rundt så det utvikles varme. Da penetrerer oljen bedre i hårstråene så resultatet blir supert!!

4. Peel kroppen

Stå på et håndkle og peel kroppen fra topp til tå med kokosmasse blandet med litt olje. Ikke glem føttene og hendene dine. Børst av det overflødige, og legg deg i badekaret. Ha ansiktsmasken klar...

5. Ansiktsmaske

Påfør en nærende og fuktighetsgivende ansiktsmaske (gjerne moset avocado som gjør huden synlig yngre og klarere). Hvis du har grovporet hud som trenger å dyprenses kan du bruke kiwi og blande det med en nøytral krem så det blir en jevn grøt. Den inneholder enzymer som løser opp døde celler og gjør huden klarere, glattere og jevnere i fargen. Legg iskalde kompresser eller skiver slangeagurk på øynene. Slapp av i bare levende lys, med deilig musikk, og la den totale velvære senke seg over deg.

6. Dusj og vask håret

Når vannet begynner å bli kaldt, så dusjer du og vasker samtidig håret med fuktighetsgivende shampoo.

Masser inn balsam, men bare bitte litte grann. Skyll godt.

Tips til deg som ikke har badekar :

Du som har dusj må lage en litt annen rutine. Du kan ta en plastkrakk å sitte på inne i dusjen. Du skrubber og følger de samme rutinene. Så sitter du og tar et deilig fotbad med salt og aromaterapi olje mens maskene virker.

Du legger ansikts- og hårmaske mens du slapper av, helst liggende på yogamatte på badegulvet med pute under hodet og håndkle over deg. Så dusjer og vasker du håret.

7. Kroppsmassasje

Masser inn kroppen med olje mens huden er litt fuktig. Masser føttene og hver eneste tå også, og ta gjerne litt fotsoneterapi ved å trykke og gni på ømme punkter under fotsålene.

Ansikt og hals masserer du selvsagt også. Bruk faste bevegelser, oppover og utover mot sidene.

8. Slapp helt av

Legg deg rett ut på et sted hvor du kan nyte musikk, levende lys og bare drømme deg helt bort. Nyt!!!

Har du en hyggelig kjæreste, ektemann eller samboer så kan du jo også foreslå hjemme-spa for to fremfor å sløve i sofaen Hva med en spaweekend hvor du lager et helt program hvor dere leker luksusmennesker.

Unn dere å slappe helt av i sus og dus. Litt champis og roser er ikke å forakte. Litt lekker gourmetmat i pausene... Kandelabre og masse lys og varme?

Prøv med litt uventede gleder. Skap en avveksling fra en grå hverdag hvor par ofte glemmer at de er kjærester.... Frem med badekåper, ligg i badekaret sammen.

Tørk hverandre, masser med duftende aromaterapi oljer - og få tilbake spenningen og den sensuelle gløden som dere begge savner!

Solbeskyttelse er det viktigste for å unngå rynker

Sol er deilig, og vi ser mye penere og friskere ut når vi er brune. Men, dessverre er solen også en rynkemaker. Den fører til tidlig aldring av huden hvis vi ikke passer på. Solens UVA og

UVB stråler fører til at kollagen og elastin fibrene, selve grunnlaget for spensten i huden vår, blir ødelagt.

Fibrene stivner - og de samler seg gradvis i bunter som gir søkk i huden - og resultatet er rynker og furer også på overflaten. Du kan sammenligne det med en madrass hvor fjærene er utslitt, så madrassen blir humpete og ujevn.

Unngå rynker med sunn fornuft

Vi kan unngå aldring av huden i enorm grad. Vi vet nemlig at de partier som ikke utsettes for sol, holder seg glatte og frie for rynker selv på oldinger. Det er tatt biopsier og fotos av hud på f.eks. innsiden av lårene, og der er huden glatt som på en baby - selv for de på både 90 og mer.

Dette er svært godt dokumentert, og vi vet at det gjelder å ta forholdsregler, og beskytte huden på en fornuftig måte.

Beskyttelse nødvendig året rundt

Ekspertene mener at vi alltid skal beskytte huden med produkter med solfaktor når vi er ute - vinter som sommer. Det er derfor mange fuktighetskremer og make-up kremer som inneholder nok solfaktor til daglig bruk. Veldig praktisk synes jeg.

På den annen side må vi kanskje ta en viss edruelig tenkepause. Solbeskyttelse er en mega industri, og det har nærmest blitt en paranoid innstilling til solen - med bruk av sunblock faktor femti pluss til daglig, selv i gråvær!

Personlig synes jeg det er hysterisk, det er så kommersielt at jeg blir kvalm - og mye sier meg at dette har voldsomme og meget uønskete bivirkninger.

Blant annet har mangel på D-vitamin blitt mer og mer utbredt. Huden beskyttes så den ikke klarer å produsere D vitamin på normal måte via sollys.

Konsekvensene er fatale, og det er skikkelig farlig i forhold til et par rynker til eller fra.

D Vitamin mangel er livsfarlig

D vitaminet spiller nemlig en vital rolle i svært mange biokjemiske, livsnødvendig prosesser. Blant annet essensielt for kalsium opptak, vår benbygning, overføring av nerveimpulser samt i vårt immunforsvar.

Uten tilstrekkelig D vitamin funker faktisk ikke vårt immunforsvar, fordi D er av- og- på knappen. Med andre ord, litt solskader kan være peanøtter i forhold til D vitamin mangel...

Silikon, syntetiske ingredienser og masse rart

Det vi smører på huden for å beskytte oss er gjenstand for lite kontroll. Ved tester viser det seg at svært mange ikke holder hva de lover. Vi forbrukere er heller ikke klar over at vi må smøre på ganske tykke lag - og ganske ofte - hvis produktene skal holde hva de lover.

Min skepsis er at det er så mange produkter som tetter porene så huden ikke får puste fritt. Jeg tror også det faktisk er farlig å beskytte hudens overflate slik at den ikke signaliserer når det er risiko for at strålene trenger ned i dypere hudlag og kan gi skader på indre organer.

Den ytre reaksjonen med rød hud, solbrenthet, er jo nettopp kroppen signaleffekt for å få oss ut av solen og inn i skyggen før det gjør noen dypere skader.

Nå smører vi oss og ligger og griller oss i timevis, og vi vet egentlig svært lite om hvilke langtidseffekter dette vil ha.

Mitt gode råd er derfor: Vær forsiktig!! Hold deg mer i skyggen og unngå å steke deg!!

Aloe Vera lindrer og reparerer

Rens huden godt etter soling, og påfør gjerne ren Aloe Vera gel (fra Aloe Barbadensis) som har unike egenskaper til å reparere hud etter soling. AloeVera gel er også første valg ved solbrenthet og alle andre typer brannskader, så det lønner seg å ha i husapoteket.

Du kan også ha en Aloe Vera stueplante, den ble kalt brannkaktus i gamle dager. Du kan skjære av en bit og tyte ut geleen og ta direkte på brannsår. Helt magisk!!

La huden puste

Mange solkremer - spesielt vannfaste - inneholder elementer som hindrer huden i å puste, og spesielt for den som har normal til fet hud kan man få acne selv i godt voksen alder.

Unngå derfor vannfast solbeskyttelse og produkter med silikon i ansiktet.

La solen bli din venn, ikke din fiende

Smør deg med en krem som har minst mulig syntetiske ingredienser.

Bruk gjerne ren sink krem som du får på apoteket på sensitive steder (lag gjerne krigsmaling i fjeset...).

Bruk gjerne vidbremmet strå hatt, caps eller annen type solhatt.

Bruk T shirts og lette, luftige klær til å dekke deg.

Ligg under parasoll.

Bruk bare produkter som lar huden puste og ikke tetter porene.

Bruk solbriller

Bruk solfaktor UVA og UVB minst faktor 30 hvis du er lenge i solen

Velg en med minst mulig syntetiske tilsetninger

Smør på med jevne mellomrom, selv om den er vannfast, langvarig.

Ikke bruk vannfast krem i ansiktet, det tetter porene og kan gi kviser.

En lett tunika, kimono eller langermet plagg er smart solbeskyttelse

Bruk alltid krem og make-up med høy solfaktor – året rundt

Bruk fuktighetsgivende after sun gele eller krem

Er huden tørr? Masser med kokosolje både før og etter soling

Plages du av soleksem? Prøv E-vitamin tilskudd, 400 IE dagligl

Beskyttelse er smart, men velg naturlige produkter

Det lønner seg sannsynligvis å beskytte mot aldringstegn og solskader med en krem med solfaktor på ca. 20 når du er ute i dagslys.

Sjekk innholdsdeklarasjonen og unngå verstingene. Du finner tester av solkremer på nettet, så du kan søke og lære mer hvis du er interessert i å finne de minst skadelige.

Spør gjerne i helsekostbutikken om hva de anbefaler, da er du tryggere på at det er mest mulig naturlige ingredienser.

I sommerhalvåret, på sol- og skiferier må du være ekstra påpasselig, så bruk en høyere solfaktor og gjerne sun-block i ansiktet.

Rens og fjern all solkrem når du er ferdig med å sole deg, og påfør naturlig Aloe Vera gele som kjøler, fukter og normaliserer huden.

Kapitel

20

BLI MER FORNØYD MED DEG SELV

U ansett om du er 20, 30, 40, 50, 60 eller mer. Du blir aldri yngre enn akkurat nå. I hvert fall ikke på papiret.

Så si som Karlsson på taket: Jeg er akkurat passe ung, jeg er akkurat passe stor, jeg er akkurat passe liten...

Er ikke det en herlig filosofi? Å unne seg å være fornøyd med seg selv akkurat på det stadiet en befinner seg.

Du er verdt en innsats

Hvis vi tillater oss å være fornøyde med hvem vi er, hvis vi er glade i oss selv, så innebærer det også at vi er snille mot oss selv. At vi behandler oss bedre.

Det betyr at vi er verdt en innsats hvis vi trenger en indre eller ytre oppussing og modernisering. Det betyr at vi er verdifulle nok til å spandere tid, penger, krefter og tanker på.

Liker du deg selv, så betyr det at det er gøy å strebe etter å bli hakket bedre, sprekere eller smartere. Det er gøy å gjøre det beste ut av fordelene sine.

Finn din egen vei – finn din stil - på alle områder

Samtidig skal du kunne unne deg å nyte livet, se mulighetene, gripe dagen – og gi blaffen i de utallige små bekymringer som kniper i skinnet.

Du skal våge å si: La gå, det er ikke så farlig. Du bør si til deg selv: Livet er for kort til å kaste det bort på bagateller, Jeg synes det er utrolig mye viktigere å fokusere på det en har, fremfor det en ikke har.

Det gjelder virkelig å være takknemlig, lete etter gledene og og se de store linjene i livet ditt. Unn deg en tenkepause - og vær takknemlig for at du er deg.

Hva vil du? Hvor vil du? Hvem vil du egentlig være? Ikke slå deg til ro med det lunkne og middelmådige hvis du ikke trives med det. Ikke vær redd for å bruke dine indre krefter, din hemmelige ild. Den er der, selv om du kanskje har lagt demper på den. Det ulmer så visst i glørne....

Grip dagen - det er nå du lever

Kanskje du skal unne deg å blåse litt i ilden, kjenne hvordan det varmer – sitrer – og fyrer opp en forventning til livet. For livet. Dette eneste livet du har denne gangen, er så visst fullt av muligheter! Fullt av utfordringer! Fullt av gleder, sorger, tårer, latter – alt det som det levende livet består av.

Det er ikke alltid det enkle og lettvinne som faller oss i fanget som har verdi. Det er det vi strever etter, det vi svetter for – det vi jobber mot – som har virkelig betydning når vi slitne, møkkete og svette står på målstreken og hyler: Jeg klarte det!! Jeg klarte det selv!

En sunn, sprek kropp gjør det mulig

Svikter kroppen, begrenses din livsutfoldelse. Derfor er det viktigere å holde den i orden enn bilen. Tenk hva du investerer i den for at den skal holde seg på veien.

Service, forsikringer, avgifter, kontroller, reparasjoner hvis det er så mye som en skrape i lakken...

Det er ingen EU kontroll for våre kropper, selv om de er langt viktigere og helt livsnødvendige for oss.

Så for all del, få kropp i fokus, og sørg for at den fungerer best mulig. Det du investerer av tid, innsats og penger i din kropp, ditt utseende, din helse og ditt fysiske jeg - er ganske enkelt nødvendig investering i livet ditt. For svikter kroppen, da er løpet kjørt....

Hva ønsker du spontant i livet ditt – her og nå?

Ta de viktigste punktene – og vit at det kun er deg som bestemmer hvordan det skal være. Det er bare Deg, og absolutt ingen andre!

Vil du være beskjeden og diskret?

Vågal og synlig?

Feminin og sensuell?

Sporty, tøff og sprek?

Frekk og freidig?

Hvordan er ditt selvbilde og dine egne drømmer? Hva ønsker du deg - hvem er du egentlig - innerst, innerst inne?? Kanskje det er på tide å slippe henne løs?

En skigard varer ikke evig veit du....

Det gjør heller ikke livet. Du må leve det mens du lever, ikke sette det på vent. Hver dag er så utrolig viktig for den kommer aldri noen gang igjen.

Møt den med glede, undring, forventning, tilgivelse, livsglede og takknemlighet!

Alt er mulig

Er det ikke befriende at det til syvende og sist er deg som bestemmer. Kanskje drømmer du om å være glamorøs og Diva? Intellektuell og seriøs?

Kanskje gi faen i alt og bli backpacker og oppleve verden? Bli kreativ kunstner. Eller bli et råskinn på data og jobbe online.

Ta voksenopplæring og bli hjelpearbeider? Starte business. Begynne på Universitetet og studere noe du alltid har drømt om? Flytte og få en ny start?

Bare gjør det!!

Forleden leste jeg om flere pensjonister på 80 pluss som hadde blitt studenter. De var spreke, klare og entusiastiske til tusen. Det var annerledes enn å vente på plass på pleiehjemmet....

Velg det du brenner for

Våg å være deg selv, og husk at du behøver ikke gjøre noe bare for å imponere andre. Imponer deg selv! Og drømmene kan gjerne være hverdagslige og enkle - men de skal være riktige for deg - og gjøre deg fornøyd med livet ditt.

Så, for all del, du behøver ikke drømme å bli noe stort og berømt - du kan like gjerne drømme om å bruke dine evner til å bli verdens beste mamma, kone, partner med målet å skape et trygt og deilig hjem.

Vi er alle forskjellige, vi har alle forskjellige drømmer - og de er like mye verdt.

Du må finne din beste vei - den du innerst, innerst inne helst vil gå...

Ditt valg – dine drømmer

Du bestemmer... Ikke si nei jeg kan ikke! Ikke si at du har tusenvis av grunner til ikke å gjøre noe. Ikke si: Jeg kan ikke være egoistisk, jeg må føye meg – innordne meg.... Feil igjen!

Mange har gått i den fellen, med begravelse av egne drømmer – og de har sittet igjen med svarteper og anger på det de ikke fikk gjort.

Kanskje alt ville blitt så meget bedre hvis man våget å si hva man innerst inne drømmer om...

Vi kan bli hvem og hva vi vil

Faktisk er vi i lille rike Norge utrolig heldige. Vi har en stor grad av økonomisk frihet, vi vet ikke hva ekte fattigdom er annet enn i glimt på nyhetene.

Vi er også de første på denne jord som kan bestemme hvordan vi vil se ut – hvis vi velger personlig oppussing fremfor for eksempel nytt bad....

Vi kan også, til en stor grad – bestemme hvilken rolle vi vil spille – hvilken plass vi vil ha. Innpakningen er helt valgfri, men den bør reflektere innholdet.

Du må stå på - du behøver ikke engang å like det....

For det deles ikke ut gratisbilletter. Alt har sin pris, og den største utgiften er faktisk egeninnsats. All verdens spa terapeuter, hudpleiere, slankeeksperter, make-up artister og image skapere kan ikke gjøre noe særlig uten ditt ønske og din innsats.

Alt har sin pris - og alle må betale regningen

Du kan ha så mange millioner du vil - men som Madonna, Jaylo og utallige andre superstjerner kan bekrefte må de likevel gjøre jobben selv. Kjendiser i verdensklassen må ha:

Sunt, kalorilavt kosthold

Streng kontroll med vekt og mål

Beinhard daglig trening for å holde figuren

Selvdisiplin og kontroll for ikke å sprekke

Rigide hud- og kroppspleie rutiner

Nok søvn og hvile

Alle må gjøre innsatsen selv

De kan ikke betale noen til å gjøre dette for seg. Like lite som du kan gjøre det. Det er bare å godta at Ingen kan svette for deg – ingen kan spise for deg – ingen kan le og tenke for deg.

Det er din jobb – og ingen andre kan ta den... Derfor er det viktig at du lærer mest mulig om det du kan gjøre for å være den beste, sprekeste, sunneste og mest fornøyde versjonen av deg selv.

Det har vært mitt håp for denne boken: At du har lært såpass mye og blitt så inspirert at du har lyst til å fortsette med den livsstilen som er så bra for deg både fysisk og psykisk.

Karisma, utstråling, lyst på livet, lyst på å lære

Du behøver ikke være noen skjønnhet. Det er mange, mange egenskaper som er langt viktigere enn klassisk skjønnhet og ungt, glatt fjes på en perfekt figur. Det er ingen floskel, det er sant. Det er personlighet og utstråling, varme og en lang rekke menneskelige egenskaper som teller mer enn det glatte ytre.

En lære for livet

Det var en god venn og superkjendis motefotograf som jeg jobbet med, som for mange år siden ga meg en skikkelig tankevekker. Vi suste rundt i London på oppdrag med åndeløst vakre modeller som fikk meg til å føle meg som den berømte andungen i svanedammen...

Ekte menn foretrekker ekte kvinner

Jeg sytet litt til ham der vi satt i taxi på vei til location, og sa at jeg følte meg som en grå mus i forhold til alle skjønnhetene.

Han, den superkjekke kvinnemagneten som modellene hang på som klistremerker, sa oppgitt til meg:

"Men Eva, de er så glatte, unge og perfekte at jeg ikke husker dem fra hverandre. Det blir helt upersonlig. De er sikkert søte og greie – men historieløse. Jeg vil ha innhold, noen å snakke med – noen å dele med, noen å bryne meg på. Jeg vil ha en ekte kvinne."

Blink, blink, det gikk et lys opp for meg da jeg virkelig forsto at det nytter ikke med pen emballasje hvis det ikke er innhold i den... Derfor, jobb med begge deler.

Skjønnhet er i blikket til den som ser

For det er helt ok å pusse, polere og vedlikeholde det vi har. Å få en ytterside som harmonerer med hvordan vi føler oss innvendig. Det er deilig å kunne se seg i speilet og tenke: Du ser ok ut, jeg liker det jeg ser.

En rynke her og en rynke der, spiller ingen rolle. Det er ikke det perfekte som skal til, det er personlighet, stil, innhold og glimt i øyet. Og gudskjelov for det...

Din vei videre

Sats på å finpusse den du er, og fremhev din personlighet. Nå har du vært i gjennom kurset vårt - og du har brukt tre uker av ditt liv for å få en bedre livsstil så du føler deg bedre både utvendig og innvendig. Har du klart å følge opplegget mitt, vet jeg at du har fått resultater og er hoppende glad.

Da fortsetter du bare med samme oppskriften...

Trenger du fortsatt å gå ned en god del kilo for å komme ned i din normalvekt og den i størrelsen du ønsker deg? Fortsett med LynDietten og SlimTrim treningen - og for hver uke vil du komme nærmere målet.

Les boken igjen - og repeter de kapitlene som inspirerer og hjelper nettopp deg.

Ikke gå tilbake til din gamle livsstil

Da tar det ikke lange tiden før du er tilbake der du startet. Det er ødeleggende for kropp, sjel og selvbilde!

Bestem deg for å fortsette å leve så sunt du kan og trene så mye du kan. Og uansett, daglig vedlikehold fortsetter du med for å være den beste versjonen av deg selv. For, du fortjener vel det beste?

Som en god venninne en gang sa: j

Jeg må jo passe på å ta vare på meg selv. Det er ingen andre som gjør det.

Nedtelling - nå bare MÅ du stå på

Har du bare fulgt rådene litt halvhjertet? Har du fulgt dietten men ikke trening? Har du lurt deg selv og skeiet ut i helgene.

Det er menneskelig. Men, ikke gi opp for det. Bare sett i gang med blanke ark og fargestifter til. Bare gjør det du må!!

Før eller siden kommer du i mål!!

Ikke utsett å bli Ny & Slank

Behøver jeg å nevne alternativet? Du utsetter og utsetter fordi det alltid kommer noe i veien som gjør at du ikke kan begynne før neste uke. Før du vet ordet av det blir alt i klesskapet trangere og trangere...

Hvordan vil du føle deg da? Jo det skal jeg fortelle deg. Du gremmes over sprikende glidelåser, du misliker speilbildet ditt – du føler deg oppblåst og småfeit – og gruer deg til å vise muffinsmage og valker for andre.

Du ser deg i profil, og tenker, søren at jeg ikke klarer å følge hverken dietter eller trening. Du angrer som en bikkje på at du ikke tok deg selv på alvor og fulgte opplegget. Men bondeanger får deg ikke slankere eller sunnere...

Det er bokstavelig talt bare innsats og svette som får kroppen din til å funke bedre og se bedre ut. Men, uansett: Nå har du oppskriften, så jeg ber deg: Følg den – vær så snill – mot deg selv. Begynn akkurat nå, så drar du inn slakken.....

Gjelder heldigvis ikke dette deg? Har du vært "flink" jente?? Har du lært masse – og praktisert din nye, sunne livsstil? Føler du deg fantastisk? Kommer du til å fortsette med det sunne, gode liv?

Takk og pris for det!! Da har du både vilje og evne til gjennomføring.

Gratulerer til deg som har lykkes

Tomler opp til deg som har klart det: Gratulerer med innsatsen!!!! Bare fortsett med din nye livsstil, for du kommer bokstavelig talt til å bli yngre, sprekere, sunnere og flottere for hver dag som går.

Din fremtid vil garantert bli både lysere, lettere og du reduserer risikoen for sykdommer radikalt.

De av dere som ikke har klart å legge om livsstilen enda, sier sikkert: Så heldige de er som gjør det de bestemmer det for.

Ja, de er heldige. Men ikke nødvendigvis med arvestoff og gener, det kan like gjerne være resultatet den livsstil og innstilling du lærte foreldrene dine under oppveksten. For viljestyrke og utholdenhet er to egenskaper som i stor grad er tillærte. De er en del av programmeringen fra våre foreldre og det miljø vi har vokst opp i.

Hvis du har fått en innstilling til livet at du kan – hvis du vil – så er det fint. Da er du vant til å ta ansvar for deg selv, og takle konsekvensene av dine valg. Du er heldig!!

Du har fått en indre vinnerinnstilling som gjør at du takler både medgang og motgang, og du har selvrespekt nok til å holde avtaler med deg selv.

Ta tilbake ansvaret for deg og livet ditt

Har du derimot fått en oppdragelse med en mer stakkars-lille-meg innstilling hvor du har lært at det er ikke så farlig, har du blitt programmert til en taperholding som du trenger å komme ut av.

Det kan være en underliggende årsak til at du ikke har klart å gjennomføre det du egentlig hadde planlagt. Men det behøver ikke å bety at du skal gi opp.

Tvert i mot: Det er på tide å gå tilbake i tenkeboksen – og ta litt mental trening for å få tilbake ekte innsatsvilje.

Fordi DU er verdt det, fordi det er bra for deg!! Tenk deg om – og legg en plan for å komme ut av en negativ "gi opp & utsett" livsstil.

Livet er ikke for pyser

Har du kanskje lært å legge skylden på andre og - ærlig talt - fått puter under armene fremfor å bli motivert til innsats? Velmenende, konfliktsky foreldre uten grensesetting og klare regler for konsekvens kan være like skadelige for ens personlige utvikling som de dominerende og autoritære.

Vær ærlig mot deg selv: Har du sluppet å gå på skolen om du har følt deg litt trøtt og uopplagt? Har du fått lov til å slippe gym fordi du ikke har hatt lyst til å delta?

Har du fått høre at det er ikke så farlig om du ikke vil å være med på noe annet enn det du liker eller er flink til?

Har du sluppet å ta utfordringer og fått lov til "bare slapp av du.."?

Trøstespising og stillesittende liv?

Har foreldrene dine vært så slitne eller opptatt at du ofte har blitt overlatt til TV, sofa, smågodt, chips og brus? Har mat og godteri vært trøst og belønning? Har du vokst opp med en passiv livsstil og lite friluftsliv – og sjelden noen former for trening?

Har du blitt mobbet for at du er for tykk?

Føler du deg i så dårlig form at du ikke tør å begynne å trene?

Er det mange andre som er for tunge i familien din?

Dette er i stor grad tillært livsstil.

Både aktiv og passiv livsstil er et resultat langt mer av miljø enn av arv. Det betyr at du kan gjøre utrolig mye med det – hvis du våger å skifte ut de dårlige vanene du har med deg hjemmefra med nye og bedre som du velger selv!

Det spiller ingen rolle hvilken alder du har. Du kan være langt opp i pensjonsalderen...

Likevel har vi bagasjen fra barndommen med oss som en ryggsekk på livets vei. Hvis vi ikke rydder opp i den med jevne mellomrom og kaster det vi ikke lenger har bruk for – så blir den tyngre og tyngre å drasse på.

Vær ikke en taper - annet enn i kilo...

Har du, på en eller annen måte, fått en innstilling som gjør at du lett gir opp? Vet du kanskje at du finner unnskyldninger for å slippe unna å gjøre noe for å løse problemer? At du skylder på alt og ingenting for at du ikke er fornøyd med deg selv?

Du er ikke alene, det er forståelig at vi beskytter vårt sårbare indre – og at vi kan være både eplekjekke og skylde på andre. Det er fristende å fraskrive seg ansvar, fordi det forplikter. Føler du at det er en snev av sannhet i dette når det gjelder deg selv, så er mitt beste råd at du tar det på alvor.

Tøm ryggsekken, fyll den med det du trenger

Kanskje det er på tide at du går i deg selv og tar en mental avgifting.

Det vil være så fantastisk bra for deg å erstatte den tillærte taperinnstillingen og ansvarsfraskrivelsen med en positiv, løsningsorientert innstilling.

Det vil du ha enorm nytte av, fordi en vinnerinnstilling har vidtrekkende betydning for alle områder i livet - ikke bare kropp og slanking.

Tankene dine styrer livsstilen - og kroppen din

Ikke bli ergerlig om dette kommer opp i en bok som dreier seg om å få av seg kilo i rekordfart for å bli slankere og penere.

Du vet helt sikkert at ekstrakiloene bare er et resultat av livsstilen din, og at det bare er deg som kan få bukt med problemet. Alt annet er bare å lure seg selv, ikke sant?

Ærlighet varer lengst

Du må våge å se deg selv i realismens dagslys og ikke skygge banen selv om du ikke liker det du ser.

Det er ditt valg om du vil rette på det og få en vinner innstilling, og legge de gamle vanene og jeg-gir-opp-stakkars-lille-meg unnskyldningene i søpla, en gang for alle.

Ja, alle de unnskyldningene er bare bull shit!

Det er dessuten en farlig og usunn innstilling som ødelegger fysisk og psykisk helse, og som får deg til å bli et stakkarslig offer uten kontroll over livet.

Start med å ta kontrollen tilbake, og bli den selvsikre, flotte jenta som du ble født til å være.

Ta et steg av gangen

Skrell av lag etter lag av gamle vaner og gammel programmering. Plukk av lagene som når du skreller en løk. Ja, det skal innrømmes at det kan renne tårer og svi, men – det går over.

Når alle lagene er vekk, hva er det så igjen?

Dine indre kjerne - og ingen flere lag av tull og tøys.

Du kan starte helt på ny frisk... Verden er din arena for nye opplevelser!!

Bedre med flott kropp enn flotte klær

Det finnes mange metoder og mange hjelpemidler som kan forbedre kropp og ansikt. Det koster penger – selvfølgelig. Men hvis du velger med fornuft kan det være gode investeringer i både deg som person, din velvære – og din fremtid.

Å drive med "shop till you drop" – og shoppe deg vekk fra virkeligheten er en dyr og dårlig løsning. Dyre, flotte klær som kamuflasje på en dårlig vedlikeholdt kropp er ikke tingen. Da er det bare bankkontoen som blir slankere.

Slank klesbudsjettet ditt

Er det ikke bedre at den blir fetere? Sats heller på å gjøre kroppen din fastere og flottere med naturmetoden du har lært på dette kurset. Da kan du se flott ut i langt rimeligere og enklere plagg.

Kanskje du som utallige andre, har spart på de lekreste og dyreste klærne dine – selv om de sitter som pølseskinn fordi at du har økt i omfang.

Tenk hva du sparer på å komme inn i disse plaggene igjen. Tenk hvilken gjensynsglede du får med speilet når du ser deg selv i slankere, fastere utgave igjen – i de klærne du ikke har fått på deg på lenge.

Så stå på fortsatt – og repeter hele kurset hvis du trenger det. Utholdenhet og målrettet innsats gir de resultatene du drømmer om!!

Pilates eller Yoga videoer

Ønsker du litt forandring fra SlimTrim programmet ditt? Da må jeg gjenta at et flott og helt gratis alternativ er å bruke TV eller datamaskinen din som instruktør.

Søk på YouTube! Det finnes mange spennende treningsformer, og Pilates og Yoga er noe av det aller, aller beste både for kropp og sinn. – og sett av litt tid hver dag.

Begge treningsformene er ypperlige for å stresse ned, øke energinivået, øke muskelstyrke og fleksibilitet – og få en flott holdning med flatere mage. Dette er treningsformene som de fleste celebriteter sverger til, og som passer for alle – uansett alder, vekt og kondisnivå.

Selv får jeg farten på meg med Walk a Mile og Happy Walk videoene på Youtube. De er supre som kondisjonstrening og er en humørsprøyte. De er en flott innledning til SlimTrim og eller yoga øvelser. Og det herlige er at jeg kan gjøre alt hjemme på eget stuegulv.

Kanskje du også skal prøve å innlemme det i din nye livsstil?

Dans deg varm

Enda enklere er det kanskje å bare sette på Spotify, slå ut håret - og danse så svetten renner… Det er bare å finne frem dine favoritter. Velg drivende, rytmisk musikk som du blir munter og energisk av.

Disco, latino - salsa - hva du liker best! Start med å varme opp ved å bruke de store muskelgruppene i armer og ben. Gi alt, og stå på så du blir skikkelig varm.

Ikke glem å puste skikkelig: Inn gjennom nesen – ut gjennom "sussetruten".

Kjempeinspirerende og gøy å varme opp til.

Søk støtte og spre din nye livsstil i ditt nettverk

Helt til slutt. Trenger du ekstra støtte og motivasjon? Da deler du veien til ny livsstil med ditt nettverk på Facebook eller andre sosiale media. Har du resultater, selfies, dagbok eller annet du vil dele med medsøstre, så er det fantastisk.

Du kan også følge meg på min norske blog, evasundene.com - og gjerne dele innleggene med ditt nettverk.

Mitt håp er faktisk at det etterhvert kan bli et nettverk av flotte, voksne kvinner som kan støtte hverandre i jakten på bedre helse, bedre livsstil, bedre livskvalitet – og selvsagt best mulig utseende og overskudd til å leve livet til fulle. Jeg bare krysser fingre og tær for at du – akkurat du – har fått mye ut av boken min.

Hold kontakten

Jeg setter utrolig pris på feedback fra deg, og lover å svare hvis du kontakter meg på esundene@gmail.com.! Du finner meg også på Facebook, så bli gjerne venn med meg og følg med på mitt liv. Kanskje det kan inspirere deg til å leve livet til fulle uansett alder! Nyt hver dag – og verdsett deg selv som den unike, flotte dama du er.

De beste ønsker til deg fra Eva Sundene

NY & SLANK FIGURANALYSE

Ønskevekt: _________________

Klesstørrelse nå: _________________ Ønskestørrelse: _________________

	Uke 1	Uke 2	Uke 3	Uke 4	Uke 5	Uke 6	Uke 7	
Vekt	kg.	kg.	kg.	kg.	kg.	kg.	kg.	
Høyre overarm	cm	cm	cm	cm	cm	cm	cm	
Venstre overarm	cm	cm	cm	cm	cm	cm	cm	
Byste	cm	cm	cm	cm	cm	cm	cm	
Midje	cm	cm	cm	cm	cm	cm	cm	
Mage	cm	cm	cm	cm	cm	cm	cm	
Hofter	cm	cm	cm	cm	cm	cm	cm	
Høyre lår	cm	cm	cm	cm	cm	cm	cm	
Venstre lår	cm	cm	cm	cm	cm	cm	cm	
Høyre kne (nedre lår)	cm	cm	cm	cm	cm	cm	cm	
Venstre kne (nedre lår)	cm	cm	cm	cm	cm	cm	cm	
Høyre legg	cm	cm	cm	cm	cm	cm	cm	
Venstre legg	cm	cm	cm	cm	cm	cm	cm	
Høyre ankel	cm	cm	cm	cm	cm	cm	cm	
Venstre ankel	cm	cm	cm	cm	cm	cm	cm	
Resultat kg.	kg.	kg.	kg.	kg.	kg.	kg.	kg.	
Resultat cm	cm	cm	cm	cm	cm	cm	cm	

Om forfatteren

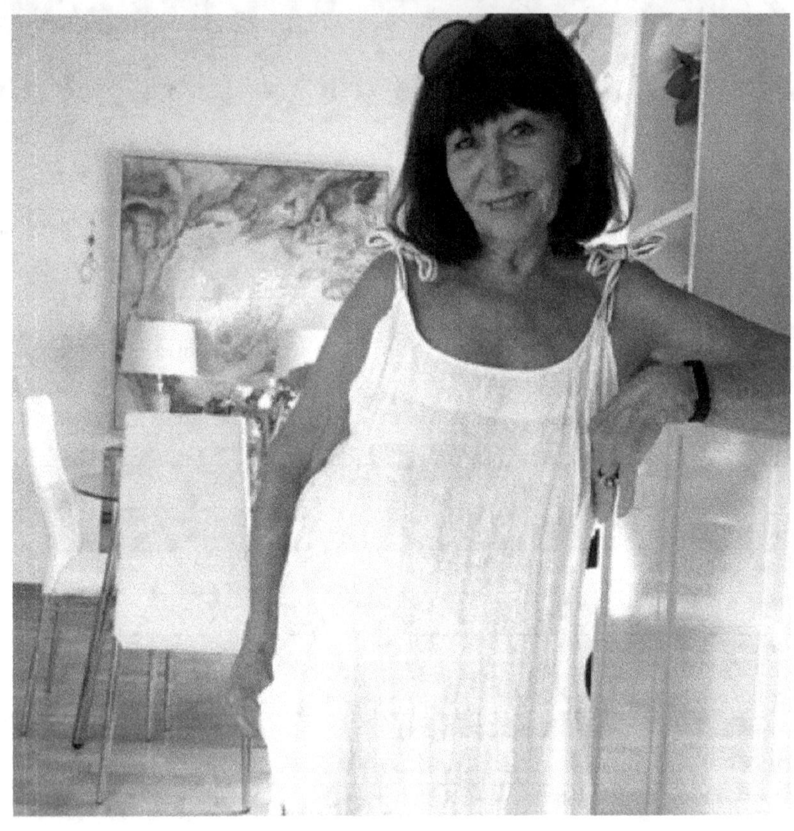

Eva Sundene er en norsk skribent, journalist og forfatter av faglitteratur og kurs for utdanning av spa terapeuter og instruktører / veiledere i helse, slanking, kosthold, trening og egenpleie. Hun startet det første livsstilsmagasinet i Skandinavia, Shape-Up, i 1984. Det ble trendsetteren for aerobics, fitness, slanking, kosthold og egenpleie. Hun sluttet som sjefredaktør til slutten av nittitallet for å fokusere på å skape en ny utdanning av spa terapeuter og hudpleiere, samt utvikle spa konsepter for hoteller, resorts og klinikker.

I 2011 valgte hun en ny livsstil, og flyttet til den vakre, vulkanske øya Fuerteventura. Herfra driver hun Slankonline kurs i slanking og livsstil, hun har blogger på norsk og engelsk - og skriver bøker om det hun brenner for: En sunnere, slankere livsstil som gjør deg yngre, sprekere og sunnere.

Hun sier: "Jeg elsker sitt aktive liv her på Kanariøyene, og den friheten det deilige klimaet gir meg. Jeg brenner jo for at alle kvinner kan bli vakre på sin egen spesielle måte, hvis de bare har nok kunnskap til å ta vare på seg selv.

Det er det jeg håper å kunne bidra med gjennom mine blogger, bøker og kurs. Rett og slett bidra med de rådene som skal til for at kvinner - uansett alder og utgangspunkt - skal bli friskere, yngre, penere og mer livsglade med naturlige og praktiske fremgangsmåter.

Jeg vet at det fungerer fantastisk bra - og jeg håper at mange, mange, mange av mine medsøstre vil få nytte av mine kunnskaper og erfaringer!"

evasundene.com
www.slankonline.com
Copyright Eva Sundene, 2019